尘肺病患者自我管理测评量表的编制及实证研究

张 乐 著

山东大学出版社

图书在版编目(CIP)数据

尘肺病患者自我管理测评量表的编制及实证研究/张乐著．—济南：山东大学出版社，2016.10

ISBN 978-7-5607-5664-6

Ⅰ．①尘…　Ⅱ．①张…　Ⅲ．①尘肺—治疗—研究　Ⅳ．①R598.205

中国版本图书馆 CIP 数据核字(2016)第 272825 号

责任策划：李昭辉
责任编辑：唐　棣　李昭辉
封面设计：张　荔

出版发行：山东大学出版社
　　社　址　山东省济南市山大南路 20 号
　　邮　编　250100
　　电　话　市场部(0531)88364466
经　　销：山东省新华书店
印　　刷：山东省英华印刷厂
规　　格：720 毫米×1000 毫米　1/16
　　13.5 印张　311 千字
版　　次：2016 年 10 月第 1 版
印　　次：2016 年 10 月第 1 次印刷
定　　价：30.00 元

前　言

慢性疾病表现为一种长期性的、渐进性的、进行性的正常生理功能的降低，它不仅给患者带来身体上的伤害，而且还会带来心理上的冲击。因此，对患者进行干预需要合适的理论指导。有效的自我管理不仅可以帮助患者监测自己的病情，提高生活满意度，而且还可以对其行为和情绪进行调节。

尘肺病是由于劳动者在职业活动中长期吸入生产性粉尘并在肺内潴留而引起的以肺组织弥漫性纤维化为主的全身性疾病。新中国成立以来，尘肺病已成为危害我国劳动者健康的肺部疾病中最严重的一种。我国卫生部公布的数据显示，仅2015年一年我国新发职业病患者人数就将近3万人，其中接近90%是尘肺病患者。而且，尘肺病一旦发生就呈进行性发展，不仅危害患者的健康，降低其劳动能力和生活质量，而且还会给国家造成巨大的经济损失。

作为典型的慢性非传染性疾病，尘肺病也需要有效的自我管理措施。而且，尘肺病还具备一些内在的特点，如尘肺病可以预防，但尚无根治手段，到目前为止尘肺病仍然缺乏特别有效的治疗手段，现有的治疗手段仅能在一定程度上延缓其发展，等等。有学者认为自我管理教育可改善煤矿工人尘肺病患者的自我管理能力，促进患者康复。尘肺病的治疗必须重视患者长期的自我管理、预防和控制其他并发症。

目前，自我管理在我国卫生领域已得到了一定程度的应用，但多集中在高血压、糖尿病等常见的慢性病中，关于尘肺病患者自我管理的研究尚未见报道。而了解尘肺病患者自我管理的现状，确定需要干预的重点人群，并在此基础上采取针对性的干预措施，都需要一个科学、合理的测评工具。因此，尘肺病患者自我管理测评量表的编制成了目前一个亟待解决的难题。

本书旨在编制一套科学的尘肺病患者自我管理测评量表，并将其应用于实践。全书内容分为上、下两篇，其中上篇为尘肺病患者自我管理测评量表的编制，下篇为尘肺病患者自我管理测评量表的实证研究。

本书的所有数据资料均来源于泰山医学院横向课题“政府干预与自我管理的耦合研究”，本书亦是该课题的重要成果之一。本书的完成得到了我的妻子曹爽女士及儿子张珈宁的大力支持，在此表示感谢。

由于作者的能力有限，因此本书中错漏讹误之处在所难免，还望诸位读者多多批评指正。

张　乐

2016 年 9 月 18 日

目　录

上篇　尘肺病患者自我管理测评量表的编制

下篇　尘肺病患者自我管理测评的实证研究

附　录

上篇

尘肺病患者自我管理测评量表的编制

第一章　总体概述

第一节　研究背景

一、职业病危害已成为重大的公共卫生及社会问题

作为社会群体的一员，职业人群在面临着与一般人群相同的公共卫生问题的挑战的同时，还面临着诸多职业相关因素的威胁，故职业人群面临着双重的健康问题，其中职业病的发生就是较为严重的问题之一。职业病防治工作事关亿万劳动者的健康，关系到经济的可持续发展和社会的和谐稳定。我国政府高度重视职业病防治工作，政策法规体系逐步完善，职业病防治体系逐步完善，但是由于粗放型的经济增长模式以及我国职业病防治工作的积弱，使得职业病不断蔓延，职业病防治形势日益严峻，突出表现在：

(1)职业病危害接触人数、职业病发患者数、职业病患者死亡人数均居世界第一位。据不完全统计，我国涉及有毒有害作业的企业超过1600万家，接触职业病危害因素的人数超过2亿，2015年我国新发职业病患者人数达3万人，截至2015年，我国累计报告职业病已超过90万例，死亡15万多例。同时，由于我国职业健康监护的覆盖率仅为10%，现有的职业病例报告数字显然并不能反映全部实际情况，而仅仅是“冰山一角”。

(2)职业病危害分布行业广，涉及煤炭、冶金、有色金属等30多个行业，尤其是在一些中小企业，劳动保护条件差，职业病危害尤为严重。而在我国，中小企业占企业总数的90%以上。据统计，2015年50%的尘肺病例与66.74%的急性职业中毒事件发生在中小企业。

(3)严重职业病没有得到有效控制，尘肺病依然是最严重的职业病。据统计，2015年报告尘肺病例数占职业病报告总例数的比例将近90%，急性职业中毒的病例报告数仍居高不下。

(4)劳动者流动性强,给我国职业病防治工作增添了更大的难度。我国流动人口众多,约有 2.5 亿农村外出务工人员,其中约 60%就业于职业健康风险高的行业。近年来,农民工职业病发患者数已占总发患者数的 80%以上,已成为职业病的高发群体。

(5)职业病危害造成的经济损失和社会影响非常严重。据世界卫生组织专家估计,职业病危害所造成的经济损失相当于全球 GDP 的 4%,我国每年因职业病危害产生的直接经济损失达 1000 亿元,间接经济损失达 2000 亿元。

总之,职业病危害已成为严重的公共卫生问题及社会问题。

二、尘肺病是最严重的一种职业病

尘肺病是由于劳动者在职业活动中长期吸入生产性粉尘并在肺内潴留而引起的以肺组织弥漫性纤维化为主的全身性疾病。新中国成立以来,尘肺病已成为危害我国劳动者健康的肺部疾病中最严重的一种。我国卫生部公布的数据显示,仅 2015 年一年我国新发职业病患者人数就将近 3 万人,其中接近 90%的患者是尘肺病患者。而且,尘肺病一旦发生便呈进行性发展,不仅危害患者的健康,降低其劳动能力和生活质量,而且还会给国家造成巨大的经济损失。

三、尘肺病的治疗亟须自我管理措施

慢性疾病是一种长期性的、渐进性的、进行性的正常生理功能降低,它不仅给患者带来身体上的伤害,而且还会带来心理上的冲击,因此需对患者进行干预,进行合适的理论指导。有效的自我管理不仅可以帮助患者监测自己的病情,提高生活质量,而且还可以对其行为和情绪进行调节。

作为典型的慢性非传染性疾病,尘肺病也需要有效的自我管理措施。而且,尘肺病还具备一些内在的特点,如尘肺病可以预防,但尚无根治手段,到目前为止,尘肺病仍然缺乏特别有效的治疗手段,现有的治疗手段仅能在一定程度上延缓其发展,等等。有学者认为,自我管理教育可改善煤矿工人尘肺病患者的自我管理能力,促进患者康复。尘肺的治疗必须重视患者长期的自我管理、预防和控制其他并发症。

四、尘肺病患者自我管理测评量表亟待编制

目前,自我管理在我国卫生领域已得到一定程度的应用,但多集中在高血压、糖尿病等常见的慢性病中,关于尘肺病患者自我管理的研究尚未见诸报道。而了解尘肺病患者自我管理的现状,确定需要干预的重点人群,并在此基础上采取针对性的干预措施,都需要一个科学、合理的测评工具。因此,尘肺病患者自我管理测评量表的编制成了目前一个亟待解决的难题。

第二节　国内外相关研究进展

所谓自我管理,是指个体主动应用认知及行为策略对自身的思想、情绪、行为以及所处环境等进行目标管理的过程。对自我管理的研究始于20世纪60年代。自我管理与人们的日常生活密切相关,是个体健康生活的重要组成部分。相关研究显示,提高患者的自我管理能力可以有效改善慢性、心因性、行为性疾病的治疗效果,改善学习者的学习效果,提高管理人员及员工的工作绩效。随着人们对自我管理的认识不断深入,尤其是对自我管理与人们的学习、工作、健康关系的认识的深入,对自我管理进行科学的评价及干预已愈显迫切和重要。

自我管理与"自我效能""自我控制""自我概念""自我表现""自我理解""自我同一性""自我调节"等的研究及其内涵有着不同程度的联系,其中自我调节方面的研究与自我管理的关系最为密切,Baumeiste等人甚至认为自我管理是自我调节更为高级的形式。当然,自我管理比自我调节有更丰富的内涵和建设性意义,直到20世纪80年代后期对自我管理的直接研究才逐渐发展起来。1985年,Wagner和Sternberg的研究表明了有效的自我管理的重要性。他们的研究显示,自我管理有赖于有效的自我知识加上对自我知识的恰当运用,并且这种技能有助于在生活的各个方面获得成功。自我管理的研究目前主要集中在医学、教育以及工业领域中。

(1)医学领域。在医学领域,对个体自我管理的研究主要集中在对慢性病患者通过自我管理健康教育进行行为干预以及个体自我管理与健康结局及相关变量之间关系的研究上。研究者们认为,对于一些特殊个体而言,自我管理是比用药更经济、有效的治疗手段。甚至有学者认为,是否能够在某些方面进行良好的自我管理甚至关系到他们能否正常生活,例如肥胖者、酗酒者、哮喘病患者、关节炎患者、抑郁症患者、糖尿病患者以及其他慢性病患者等。

(2)教育领域。在教育领域,对个体自我管理的研究主要集中在对学习过程、学习策略、个体自我管理与学业成就及相关变量之间关系的研究上。研究表明,自我管理具有控制低年龄儿童不良课堂行为、提高存在情绪和行为障碍学生的学业成绩的作用,在解决注意力障碍、孤独症的行为方面也有一定的效果。也有研究表明,自我管理具有提高普通正常儿童的阅读和写作成绩、学业成绩、社会交往技能的作用。

(3)工业领域。在工业领域,对个体自我管理的研究主要表现在对管理者和员工自我管理能力的培训及其与相关组织行为学变量关系的探究上。自我管理有助于提高员工动机和生产力的管理策略,可以取代外部制约机制,减少管理成本，降低员工缺勤率，提高工作绩效，尤其是提高低水平自我效能感个体的工作绩效。自我管理还可以有效预测组织公民行为、组织承诺等变量。职业生涯自我管理可以提高员工对自己职业发展的控制感，导致职业满足感。

一、关于自我管理定义的阐释

基于行为科学或管理科学研究角度的不同，对自我管理目前尚无比较一致的定义。不同学者根据各自的研究取向，对自我管理的定义和内涵有不同的阐释。从教育学的角度来看，Zimmerman 等人将自我管理定义为通过个体主动对自身状况、学习行为和环境的调节以实现学习目标的过程。该定义强调发挥学习者的主动性，改善学习效果。从企业管理角度来看，Manz 等人认为自我管理是一整套认知和行为的策略，这套策略的作用在于帮助个体改变工作和生活环境，建立自我激励机制以及推动个体不断朝着理想绩效水平发展。该定义指出，自我管理的目的就是取得理想绩效。从医学角度探讨，Kenneth 等人将自我管理释义为在卫生保健专业人员的协助下，个人承担一些预防性或治疗性的卫生保健活动。该定义反映出患者将由卫生保健服务的消费者变成提供者。国内学者王益明、金瑜将自我管理定义为个体主动调整自己的心理活动和行为，控制不当冲动，克服不利情景，积极寻求发展，取得良好适应的心理品质。该定义指出，自我管理是一种心理品质，强调其效果就是取得良好的适应。目前，在已有的定义中，Bandura 在社会认知心理学中对自我管理的定义最受学者们的关注。Bandura 认为人类是一种主动积极的生物，并不完全机械地应对外界环境刺激。个体通过对自身行为的观察、评估、强化和惩罚以实现某种目标，并在此过程中形成一定的自我效能感。

二、自我管理的理论基础

自我管理是基于对人类行为及其控制和改变的研究，有关人类行为的研究经历了从 Freud 的精神分析理论到 Skinner 的行为主义，从 Rogers 等人的人本主义到 Bandura 的社会认知理论的理论变迁。由于社会认知理论解决了个体行为在环境中如何发生变化及其有关概念的丰富性和理论探讨的深入性等优点，使得社会认知理论成为了自我管理的主流理论。由于人们过分强调社会认知理论中“自我效能”这一个体认知性因素在改变人类行为和健康状况中的作用，从而使其从社会认知理论中独立了出来。另外，自我决定理论也试图从不同的视角解释个体自我管理的形成过程。下面分别对这三种理论进行介绍：

(1)社会认知理论(Social-Cognitive Theory，SCT)。该理论是自我管理研究的依据，其主要观点是：强调多数人的学习都发生在社会环境中，通过对他人的观察，人们获得知识、技能、策略、信念和态度；强调个体、行为和环境之间的相互作用。

(2)自我效能理论(Self-Efficacy Theory, SET)。自我效能主要是调节和控制行为,并通过行为调控对个体的健康结果产生影响。慢性病自我管理项目就是以此理论为基础而进行设计的。

(3)自我决定理论(Self-Determination Theory, SDT)。该理论认为个人不同的心理需要产生不同的目标或动机,根据心理需要,个体努力促进本人潜能的发展和实现;自我决定就是在充分认识个人需要和环境信息的基础上,个体对行动所作出的自由选择。

三、自我管理测评工具及其医学领域的应用

随着自我管理的研究越来越深入,对自我管理进行评估的工具及方法的研制也在快速发展,已涉及学习成绩、工作绩效、与特殊疾病相关的生化指标测定等各个方面,但自我管理的测定主要还是通过问卷或量表来进行。

(一)国外常用的自我管理量表或问卷

(1)自我控制量表(Self-Control Scale, SCS)。SCS 由 Rosenbaum 教授于 1980 年编制,主要用于测量特殊个体采用自我管理方式解决行为问题的倾向性,以此反映个体的自我管理水平,侧重对个体自我管理认知层面的测评。该量表由 4 个维度、36 个条目组成,4 个维度包括:调节情绪和生理反应的技巧,问题解决策略(包括问题界定、方法选择、计划制订、有效性评估、结果预测等技巧),延迟满足的能力,自我管理心理和行为反应的信心。受试者采用 Likert 六点尺度作答,间隔 4 周的重测信度为 0.86。Rude 等人为考察个体在接触新任务和新环境时的自我效能感以及自我对话的风格,于 1986 年编制了认知自我管理量表(Cognitive Self-Management Scale, CSMS),并结合 SCS 测量个体的自我管理水平。Tangney 等人于 2004 年编制了一个主要用于测量个体克服或者改变自己的内在反应、阻止不良行为倾向能力的自我控制量表。

(2)自我控制问卷(Self-Control Questionnaire, SCQ)。SCQ 由美国心理学家 Brandon 等人编制,主要用于测量健康方面的自控行为。SCQ 测量了个体自我管理的六个方面:饮食行为、锻炼行为、时间管理、情绪控制、社会行为和财政计划。由于该量表只涉及健康方面的自控行为,没有涉及个体在整体水平的自控行为以及自我管理的认知层,因此在实用方面存在一定的局限性。

(3)生活方式量表(Lifestyle Approaches, LSA)。LSA 由 Williams 等人根据认知行为疗法所提供的自我管理策略(包括目标设定以及如何系统地应用认知和行为策略以达到目标)编制而成,由 4 个维度 16 个条目组成。该量表均衡考虑了个体自我管理的认知和行为两个方面,具有较好的信度和效度。

(4)自我管理感知和实践量表(SMPP)。SMPP 由 Castaneda 等人以 Brief

和 Aldag 的个体自我模型为基础编制，主要用于工业组织情境中的自我管理感知和自我管理实践的测量。SMPP 由自我强化量表(Self-Reinforcement Index, SRI)和自我管理实践量表(Self-Management Practices Scale, SMPS)组成。其中，SRI 由个体自我感知的绩效水平、自我效能感、对工作绩效的自我认识以及上级对工作绩效的反馈 4 个维度 21 个条目组成，受试者以 Likert 五点尺度作答，四个分量表的克朗巴赫 α 系数在 0.70～0.87 之间；SMPS 由计划和目标设定、通径管理、补偿行为和情绪管理 4 个维度 27 个条目组成，受试者以 Likert 六点尺度作答，四个分量表的克朗巴赫 α 系数在 0.57～0.81 之间。

(5)自我管理能力量表-30 (Self-Management Ability Scale-30, SMAS-30)。SMAS-30 由 Schuurmans 等人编制，主要用于测量老年人的自我管理能力，具有较高的信度和效度。该量表主要关注对资源的态度和方法以及策略，而不是对具体行为的控制。另外，Febbraro 等人于 1998 年编制了自我控制与自我管理技能量表(Self-Control-Management and Self-skill, SCMSK), Mezo 等人于 2004 年编制了自我控制与自我管理量表(Self-Control and Self-Management Scale, SCMCS)等。

(6)慢性病自我管理研究测量表(CDSSM)。CDSSM 由美国斯坦福大学患者教育研究中心的 Lorig 等人于 20 世纪 80 年代创建，主要用于测评实施慢性病自我管理项目的效果。该量表主要包括自我管理行为、自我效能两个分量表，共 21 个条目。其中，自我管理行为量表包括运动锻炼、认知性症状管理实践、与医生的沟通 3 个维度共 7 个条目。该量表的克朗巴赫 α 系数在 0.72～0.75之间，重测相关系数在 0.56～0.89 之间，采用等距评分法，分数越高表示自我管理行为越好。自我效能测量表包括症状管理自我效能和疾病共性管理自我效能两部分，共 6 个条目，采用视图模拟法，分数越高表示自我效能越强。Swerissen 等人应用此量表对希腊、意大利、中国等国的慢性病患者进行了研究，结果显示该量表有较好的信度和效度。Siu、Chan 等人将此量表中文版应用于华人慢性病患者，也显示了较好的信度和效度。傅东波以及朱建林等人分别应用此量表对上海的慢性病患者进行了自我管理项目的评价，均取得了很好的效果，该量表现已被广泛应用。

(7)糖尿病保健评定量表(Diabetes Care Profile, DCP)。DCP 由美国密歇根糖尿病研究和培训中心于 20 世纪 90 年代研制而成，共 16 个分量表，234 个条目，主要用于评估与糖尿病及其治疗相关的社会和心理因素，具有较好的信度和效度。

(二)国内常用的自我管理量表或问卷

我国对自我管理的研究起步较晚，但发展却较快。近年来，我国学者通过引进国外量表、问卷以及自编问卷，对医学、教育以及工业领域的自我管理进行了测评，但主要集中在教育及医学领域。在引进国外量表方面，我国学者引进了慢性病自我管理研究测量表和糖尿病保健评定量表，制定了这两个量表的中文版本，并对其信度、效度进行了检验，还应用修订后的量表对哮喘、关节炎、糖尿病等慢性病进行了测评研究。

1. 国内教育领域的自我管理测评

(1) 大学生自我管理量表(College Students Self-management Scale，CSSS)。贺小格运用文献法、反思法、头脑风暴法和访谈法，形成了包含 60 个条目、涉及大学生日常生活各个方面的初始问卷。他通过对 397 名文理科大学生进行试测，初步构建了包含知识学习、计划组织实施、研究思考、思想交流、资源机会利用、自我控制、观念意识、人品形象、人际公关、趋势需要、自我效能、自我表现和身心健康 13 个方面的自我管理目标要素模型，并在此模型的基础上采用项目分析、探索性因子分析方法进行条目筛选，编制了包含 13 个因子的大学生自我管理量表，并对该量表进行了信度和效度检验，结果表明该量表具有较好的信、效度，能反映大学生的自我管理水平。

(2)青少年自我管理问卷。陈永进等经过研究、分析文献，在对 120 名大学生进行开放式问卷的基础上，结合理论构想，并借鉴已有成果，筛选出了 52 个条目作为初测问卷；在对 491 份有效问卷采用项目分析、探索性因子分析遴选条目后，确定青少年自我管理问卷由自我管理认知、自我效能、情绪控制、自我和谐性、计划性、表现性、行为控制 7 个因子 37 个条目组成。该问卷各因子的内部一致性信度克朗巴赫 α 系数大于 0.6，所有条目与所属因子的相关系数均在 0.60～0.90 之间，所有项目与总分的相关系数在 0.32～0.52 之间，表明问卷信度、效度达到了心理测量学指标要求，是较为适宜的青少年自我管理的测量工具。

(3)自我管理心理品质问卷(SEMPQ)。王益明采用逻辑法和经验法相结合的综合方法，编制了自我管理心理品质问卷。该问卷包括内在自我管理心理品质问卷(保健性自我管理心理品质和发展性自我管理心理品质)和外在自我管理心理品质问卷(时间管理、承诺道德和驱力强度)两大部分，共 47 个条目，受试者采用 Likert 四点尺度作答，其信、效度均符合心理测量学的要求，可用于个体自我管理心理品质的测量。

2. 医学领域的自我管理测评

(1)肾移植受者自我管理量表(Renal Transplant Recipients Self-management Scale)。为评估肾移植受者的自我管理水平，庄桂敏采用访谈法和查阅相关文献，初步拟定了包含 46 个条目的肾移植受者自我管理量表，通过对 30 名肾移植出院受者进行预试结果分析以及专家审阅，确定了肾移植受者自我管理量表由饮食管理、治疗管理、躯体活动管理和社会心理管理 4 个公因子 28 个条目组成。然后，利用280份有效问卷对该量表进行信、效度检测，结果显示总量表的克朗巴赫α系数为0.89，各分量表的克朗巴赫α系数在0.73～0.78之间，各条目与所属维度以及各维度与总体自我管理的相关系数在0.45～0.81之间，说明该量表具有较好的信、效度，能反映肾移植受者的自我管理水平。

(2)血液透析患者自我管理行为评定量表。余燕朝根据自我管理行为概念及血液透析患者的特点，查阅相关文献设计了由饮食自我管理行为、保持日常角色与功能及自我护理活动3个方面65个条目组成的初始问卷。她通过探索性因子分析抽取了10个公因子，这10个公因子的累积方差贡献率为69.78%，包括钠与蛋白摄入依从行为、液体摄入依从行为、离子摄入依从行为、自我病情监测、形成良好的生活方式、内瘘保护行为、维持自身健康、知识寻求行为、培养兴趣爱好和服药依从行为。然后通过信、效度检验，最后形成了由3个维度25个条目组成的正式量表，3个维度分别为饮食依从行为、自我护理、维持身心健康。该量表的克朗巴赫α系数为0.80，重测信度为0.93，受试者采用Likert四点尺度作答，总分为25～100分，分数越高，提示患者的自我管理行为越好。

(3)血液透析患者的自我管理行为问卷。罗世香通过文献回顾结合有关专家的意见，初步编制了血液透析患者的自我管理行为初始问卷。她通过对118份有效问卷进行因子分析，提取了特征值大于1的4个公因子，保留了27个条目。4个公因子分别为饮食及液体摄入行为、身体活动、心理社会行为及治疗行为。该问卷的重测相关系数为0.81，克朗巴赫α系数为0.91，内容效度指数为0.92，4个因子能解释总方差的44.41%，说明该问卷具有较好的信、效度，对于测定血液透析患者的自我管理行为、发现血液透析患者自我管理行为方面的薄弱环节、评价健康教育效果均具有一定的应用价值。王爱平等通过对血液透析患者自我管理行为的概念进行界定，请5名血液透析的专科护士和10名血液透析患者分别对问卷的内容进行了评价，对107份有效问卷进行主成分分析后提取了4个公因子(液体和离子的限制行为、饮食量的管理行为、躯体及社会心理活动、一般状态的管理和社会心理行为)，共25个条目。该问卷的内部一致性信度克朗巴赫α系数为0.81，效标关联效度结果显示，自我管理行为与每日体重增加值、液体、离子的限制行为呈负相关，说明该问卷具有较好的信、效度。

(4)癫痫患者自我管理行为问卷。张晓艳等自行设计的癫痫患者自我管理行为问卷由6个因子(保持良好生活习惯、自我处置药物行为、自我监控症状行为、心理自我调整行为、出现新问题及时处理、定期复诊)30个条目组成。该问卷的克朗巴赫α系数为0.86，效度分析Kappa值为0.89，主要用于癫痫患者自我管理行为的评估。

(5)腹膜透析患者自我管理行为问卷。刘鹏飞等设计的腹膜透析患者自我管理行为问卷内容涉及腹膜透析管理的5个方面，包括透析操作(包括换液、出口和导管护理)、服药(遵医嘱服降压药、降磷药)、营养摄入(蛋白质摄入及饮食记录)、控制水盐及病情监测(血压、体重、尿量、超滤量和并发症),共 13 个条目,主要用于评估腹膜透析患者的自我管理行为。

(6)糖尿病患者自我管理能力调查表。梁玉民设计的糖尿病患者自我管理能力调查表由生活资料、诊疗资料、心理因素及对疾病的态度、接受健康教育与否及自我监测能力 4 个方面 20 个条目组成,主要用于了解糖尿病患者自我管理能力对疾病的影响。

(7)高血压自我管理量表。刘萍等设计的高血压自我管理量表由高血压医疗行为的管理、高血压患者角色管理、高血压患者情绪管理 3 个方面 42 个条目组成,主要用于了解高血压患者的自我管理状况。

四、尘肺病的治疗、康复护理及自我管理研究现状

尘肺病是因为在职业活动中长期吸入生产性粉尘,导致以肺组织弥漫性纤维化为主的全身性疾病,在我国是发病率最高的职业病,已成为我国一个重大的公共卫生和社会问题。2010 年以来,我国每年新发尘肺病患者有 5.7 万以上,占职业患者数的 79.96%,因尘肺病死亡的则有 6000 余人。尘肺病患者主要有胸闷、心悸、咳嗽、咳痰四大症状。作为一种没有医疗终结的职业病,目前国内外尚缺乏可靠的治疗尘肺病的方法。尘肺病会给家庭和社会带来严重的经济负担,据统计,我国每年因尘肺病造成的直接经济负担达 80 多亿元。

(一)尘肺的治疗

1. 药物治疗

目前全世界对尘肺病的治疗尚缺乏特效药物,我国由于尘肺病患者众多,故在药物的研制方面处于国际领先地位,在临床上主要是应用药物阻断或抑制肺纤维化的进展。黄永清等的研究结果显示,中西药联合治疗组比其他组的疗效有明显改善,这说明中西医药物联合治疗可改善患者的症状。

2. 肺灌洗治疗

肺灌洗可物理性清除肺泡腔内残留的粉尘、吞噬了粉尘的巨噬细胞及致炎、致纤维化因子等其他有害的物质,改善患者的症状,延缓病情进展。肺灌洗目前分为经纤支镜小容量肺叶灌洗和大容量全肺灌洗。1985 年,我国开始用经纤支镜小容量肺叶灌洗法治疗尘肺病;1986 年,我国开展了大容量肺灌洗术,戴伟荣在湖南省职业病防治院的研究表明,肺灌洗后患者气促、胸闷、胸痛咳痰、咳嗽等症状均明显好转或消失。肺灌洗是目前治疗尘肺最为有效的治疗方法,但是仍然存在不足,需完善和改进。

3. 并发症治疗

在发病过程中,尘肺病患者常出现一些并发症,如肺结核、气胸、呼吸系统感染、慢性阻塞性肺疾病等,这会降低患者的生活质量。可根据并发症的特点

和病情予以综合治疗。

(二)尘肺的康复护理

目前,对于尘肺病患者多实施有效的康复训练,以达到预防并发症、明显减轻呼吸困难的目的,这对提高患者的劳动能力和生活质量是具有非常重要的意义的。王翠玲曾对30例尘肺病患者进行了综合肺康复训练,康复训练的主要内容为:呼吸训练、运动疗法、健康教育、心理护理。对康复情况的评价指标为体重指数、血气分析评价、肺功能评价、6分钟步行实验测试、呼吸困难评价、心理评价等,意在减轻患者的焦虑和恐惧心理。此外,排痰护理要正确,吸氧护理也有效。闫秋丽对尘肺病患者进行了康复训练和护理干预,包括心理干预、呼吸训练、排痰训练、运动训练、健康教育5个方面。其中,健康教育包括氧气使用、感冒预防、营养调护、健康管理等。结果证明康复护理可明显改善患者的呼吸功能,减少肺部感染的发生。

1. 健康教育

尘肺病患者多为老年人,文化水平偏低,缺乏有关的疾病知识,因此首先要对患者及其家属进行耐心的疾病相关知识的讲解。依据患者的特点,可采用多种形式的健康教育,如举办尘肺疾病专题讲座、发放健康教育材料、组织观看电视或录像等。以上可提高患者的自我防御、自我康复及自我控制能力。

2. 饮食指导

因为患者的病程较长,呼吸功能下降,并发症增多,营养欠佳,因此要加强对他们的营养指导,鼓励患者增加优质蛋白质的摄入,如牛奶、豆浆、鱼肉、蛋类等,增加维生素的摄入,减少脂肪的摄入。患者养成良好的饮食习惯可增强他们的体质,延长寿命。

3. 养成良好的生活方式

给尘肺病患者讲述不良行为和生活方式对健康的影响,特别是病情较轻的患者往往对戒烟酒的认识不足,仍酗酒、抽烟,不坚持服药和生活无规律。对于此类患者,可通过宣传手册、图片、广播、电视等形式使其认识到不良的生活方式对健康的危害性,主动纠正不良的生活习惯。

4. 心理疏导

尘肺病患者病程较长,病情容易反复,故存在焦虑、恐惧等不良的情绪。针对患者的心理状况,需对患者进行心理疏导,可采用合理宣泄和转移等方法释放其情绪,鼓励患者参加一些力所能及的家庭、社会活动,分散患者的注意力和不良情绪,使其感受到生活的乐趣和自身存在的价值,唤起其对生活的信心。

5. 预防感冒

尘肺病患者抵抗力较差,尤其在季节变化的时候,患者最容易感冒,急性上呼吸道感染是使病情加重的主要因素。应指导患者每日开窗通风,保持居室空气清新;患者还应多晒太阳,根据身体状况进行户外活动,避免过劳;冷水洗脸,温水洗澡，坚持耐寒锻炼，增强对寒冷的耐受性，减少因气候变化而引发的感冒；要根据气温变化及时增减衣服，以防着凉；流感期间应避免外出去公共场所，不要与患者接触，可服用板蓝根预防。

6. 排痰护理

尘肺病主要表现为反复的咳嗽、呼吸困难、咳痰，呈进行性加重，严重的痰阻可危及生命。因而在尘肺病患者的护理中，排痰最为关键，可根据病情让患者尽可能多饮水。

7. 呼吸功能锻炼

可根据患者的最大呼吸耐受能力制订个体化的呼吸康复训练计划，进行一对一宣教，多渠道进行相关知识的健康宣教。让患者进行有氧运动，运动时间尽可能达到 30 分钟，这有利于增加患者的活动能力及提高他们的生活质量。具体方法是让患者取立位或坐位，左右手分别放在腹部或胸前，全身肌肉放松，吸气时用鼻吸气，尽力挺腹，胸部不动；呼气时用口呼出，同时收缩腹部，胸廓保持最小活动幅度，缓呼深吸，同时也要注意呼吸的训练。

（三）尘肺病患者自我管理现状及展望

目前，对于尘肺病的治疗尚无有效的方法，我国很多学者已认识到康复护理可以改善患者的症状，并在医院对患者进行康复训练。牟海燕对尘肺病患者实施了自我管理教育，发现可改善患者的运动、心理、呼吸、生活方式等各方面的自我管理能力，不仅促进了患者的康复，而且还有效地提高了患者的生存质量，这也有利于促进家庭和社会的和谐。但多数尘肺病患者多为老年人，文化水平较低，住院期间虽然安排了一些康复训练，但住院时间太短，出院后便不再进行，故在疗效方面是有限的。加强对患者的教育和康复训练可使患者具备自我管理的能力，在日常生活中对自己加强自我管理教育，因此建立有效的自我管理量表对其自我管理进行测定是十分必要的。

五、国内自我管理测评研究现状

随着我国经济的发展，社会的进步，自我管理的研究在不同领域也开展了起来，这对促进医疗现代化的实现无疑有着积极的作用，但这种研究也有不足之处。

（一）自我管理测评研究缺乏科学性、系统性

目前，我国在自我管理研究方面尚没有形成系统和规模，理论研究与科学调研相结合的资料较少。另外，自我管理领域也缺乏各领域间与各领域内的标准化自我管理测评工具，同类研究的不同研究结果不易比较与合并分析，从而限制了相关研究的可比性。国外引进的量表或问卷存在跨文化的问题，而且由于国内尚无成熟的自我管理测量工具以及其他的效度标准，难以对引进量表或问卷的聚合效度、辨别效度和预测效度进行研究；而国内许多研究者自行设计

的有关自我管理问卷或量表的测量学特性没有得到检验，甚至没有按照一定的程序开发，故难以推广。另外，许多量表在编制者初次使用后便无人问津。上述情况使得国际间或国内的研究结果无法进行比较，同时也妨碍了许多必需的正常基线值的提出。

（二）自我管理测评研究的方法较单一

目前国内测定自我管理最重要和常用的方法是问卷调查法。自我管理研究领域中的这种问卷调查方法还存在着一些问题，如语言文字描述上存在混淆的情况，测量条目语言文字的表达不十分确切，难以标准化等。从文献研究中可以发现，研究者们将自我控制、自我调节和自我管理三个词经常换用，但是这三个词的含义并不完全相同：自我控制与自我管理相比缺乏一定的主动性，相比之下，自我调节与自我管理的含义更加接近，是指个体主动地对自己的认知、情绪、行为等各方面进行调节以达到既定目标的过程。自我管理本身含义的变化导致其研究焦点的定位从被动地应对或控制转变为主动地调节和管理。另外，用问卷调查法对工作应激与工作应激源进行测量难以客观化，不只是断面研究结果，即使是队列研究结果也不易验证其发现。

（三）自我管理的结构不统一

已有的自我管理量表虽然都以个体的自我管理能力或行为为测量目标，但测验的结构却差异很大。根据个体自我管理内容所编制的测验，对自我管理所涉及的维度划分的方法也不尽相同。总的来说，目前还没有对个体自我管理结构有较为统一的认识，这种状况为自我管理测量以及相关研究带来了一定的困难。

综上所述，目前国内外关于患者自我管理评价工具的研究多集中在慢性病防治领域，而关于职业病患者自我管理的研究甚少见有报道，而关于尘肺病患者自我管理水平的研究尚处于空白状态。因此，对尘肺病患者的自我管理进行研究具有很高的理论价值和实践意义。

第三节　研究目的

本研究旨在编制一套科学、合理的尘肺病患者自我管理测评量表，从而为相关部门开展评价工作提供可靠的工具。具体目标为：

(1)编制尘肺病患者自我管理测评量表。

(2)对编制的尘肺病患者自我管理测评量表进行信、效度检验。

第四节　研究内容

一、国内外相关研究进展

本部分内容包括自我管理内涵的界定，自我管理在卫生领域的应用，并具体到对国内外在自我管理方面的研究进展进行综述。

二、尘肺病患者自我管理测评量表的编制

（一）操作性定义及内容框架的确定

操作性定义的确定是编制量表的基础，本研究在文献复习的基础上，参考相关专家的意见，确定了尘肺病患者自我管理的定义，并在此基础上初步确定了将要构建的量表所包含的维度以及各维度所包含的具体内容。

（二）条目池的形成

在确定了操作性定义及内容框架的基础上，对其进一步细化分解，结合文献复习、专家咨询以及焦点人物访谈的结果，形成尘肺病患者自我管理测评量表的条目池，以供进一步的筛选。

（三）条目的进一步筛选

初步确定的条目池相对粗糙，需要进一步地筛选及精细化处理。本研究采用 Delphi 专家咨询及相关分析等多种方法相结合的方法，对初步构建的条目池进行了筛选，以确定最终的条目，并对量表的形式及赋值方法进行了确定，从而形成了暂定版测评量表。

三、测评量表的信效度检验

暂定版测评量表尚待进一步的检验，因此在现场试验的基础上对量表的信效度进行了评价。

第五节　研究思路与方法

量表的构建是一个复杂的系统工程，因此，在对其进行研究时，需要有逻辑的思路、科学的方法以及便于操作的步骤，这样才能使研究有章可循、有据可依。

一、研究思路

从一般意义上来说，研究计划步骤表现为计划的各项措施与安排，以及计划内容的完整性。

（一）明确研究课题的内涵

此项工作具体包括明确研究对象、问题和方法，部署所要研究的问题，特别是对某项目具体行动步骤进行设计，采取的是收集资料和量表编制行动相结合的方法。然后把研究计划付诸行动，在行动过程中不断发现问题、研究问题，并根据行动的实际情况随时调整计划、完善行动，以及在良性的状态中解决问题。

（二）阐述课题研究的背景

此项工作即阐述根据什么、受什么启发而开展本项研究的，以及此项研究的目的和意义，也就是为什么要研究、研究的价值是什么、解决什么问题，还有国内外研究的历史和现状以及本课题研究的特色或突破点是什么。此外，还有认真、仔细地查阅与本课题有关的文献资料，了解前人或他人对课题或有关问题做过哪些研究及其研究的指导思想、研究范围、方法、成果等；把已有研究成果作为自己研究起点，并从中发现以往研究的不足。最后，确认自己的创意，从而确定自己研究的特色或出发点。这样，既可以更加突出本课题研究的价值、意义，也可以使自己开阔眼界、受到启发、拓展思路。

（三）对研究范围边界的确定

本研究有一定的研究范围：一是对研究对象的总体范围进行界定；二是对一些研究对象的模糊概念进行界定，这既关系到研究对象如何选取，也关系到研究成果的适用范围；三是关键概念的界定，即对研究课题中的一些关键概念必须下比较明确的定义，使本研究在确定的范围内开展，做到研究思路明确清晰，具有可操作性，使本研究成为一个有确切涵义的研究。

（四）确定课题研究的内容

此项工作的流程是：梳理科学发展观，注重从理论先行—善于解决热点问题—关键问题—准确选定科学问题—分析难点问题，以及辨别问题根本原因，从得出解决方案—确立最佳方案—有效运用工具表单—问题陈述检查表（构成要素），以及有关问题陈述的分析等，具体研究内容不再赘述。

二、研究方法

（一）文献法

文献法是利用文献情报分类回顾分析法和文献资料分析优选法对国内外已开展的自我管理研究进行回顾性分析，对已有的自我管理的条目进行收集、汇总与分析。主要文献来源是中文数据库CNKI、CBM、万方数据库等（检索词为慢性病、尘肺病、自我管理、量表编制等）和外文数据库Medline、Proquest、Elsevier、PubMed等，以及政府文件、政府网站、报告等。

主要产出包括：

（1）国内外自我管理的相关研究现状。

（2）尘肺病患者自我管理的操作性定义的形成。

(3)尘肺病患者自我管理测评量表内容框架的初步形成。

(4)尘肺病患者自我管理测评量表备选条目的形成。

(二)头脑风暴法

头脑风暴法是由美国创造学家 A. F. 奥斯本提出的一种激发性思维方法，该法一般邀请 10～15 名相关领域的专家，通过无限制的自由联想和讨论，以产生新观念或激发创新设想。本研究邀请了 12 名在职业病防治实践和理论研究领域享有盛名的权威专家，对文献研究中所形成的备选指标库进行了论证，从而形成了初期测评量表，以供进一步的筛选之用。具体包括：

(1)尘肺病患者自我管理测评量表内容框架的最终确定。

(2)量表构建及条目筛选原则的确立。

(3)尘肺病患者自我管理初期量表的形成。

(4)对备选条目的内涵、测量方法及其收集方式等进行界定。

(三)Delphi 专家咨询法

Delphi 法本质上是一种反馈匿名函询法，目前已在众多领域得到了广泛的应用。本研究对初选的条目库作进一步筛选的方法之一就是改进的 Delphi 法。

1. 专家的选择

选择在职业病防治、心理学、社会医学、卫生事业管理或其他相关领域工作 10 年以上，具有副高级以上职称或硕士学位以上文化程度的专家共 30 名。

2. 咨询的实施

通过邮寄或电子邮件的方式，向专家介绍本次咨询的背景、任务和意义，开始专家咨询。请专家根据自己的专业知识，针对指标的重要性、灵敏性及可操作性作出分析判断。收回咨询反馈信息后，分析专家的积极系数和专家意见的协调程度。专家意见的协调系数较高且有显著性时，结束咨询。根据专家意见相应调整量表条目。

3. 制定提纲和访谈

根据研究目的制定访谈提纲，对专家就条目的筛选和评价方法进行面对面半结构式访谈。

(四)现场试验

1. 样本地区的确定

采用分层随机抽样的方式，按照经济发展水平的高低，将 H 省地市级行政区域划分为高、中、低三类，分别从经济水平高的地区选择 H1 和 H2 两市，从经济水平中等的地区选择 M1 和 M2 两市，从经济水平低的地区选择 L1 和 L2 两市，共计 6 个地级市为样本地区。

2. 样本人群的确定

样本人群为明确诊断为尘肺病的患者。

纳入标准：①尘肺病患者的诊断均符合 2015 年修订的《职业性尘肺病的诊

断 GBZ 70-2015》;②年龄在 18 岁以上;③能正确应答且能回答问题,能独立或通过研究者帮助填写所需研究问卷;④同意参加本研究。

剔除标准:①患者患有精神异常及智力障碍者;②患者本人要求终止和极度不合作者;③体质过分虚弱,不能完成问卷者;④神志不清、不合作、语言表达不清者;⑤伴神经系统疾病或严重躯体功能损害,如四肢活动障碍影响正常生活及工作。

3. 样本量的确定

编制量表时,预试对象人数以问卷中包括最多条目的“分量表”的 3～5 倍人数为原则。学者 Tinsley 建议,进行因子分析时,每个条目与预试样本数的比例为 1∶5～1∶10 之间,如果受试者总数在 300 人以上时,这个比例便不太重要;另一位学者 Comrey 也认为量表条目数与预试人数比例为 1∶5 较为适宜。本研究拟建立的尘肺病患者自我管理量表需要进行因子分析,预试条目数为 49,根据条目数与预试人数比例为 1∶8,考虑到一定的失访率,暂定样本含量为 500 人。

4. 调查方法

本研究采用定性和定量相结合的调查方式。前者是专家咨询,就一些尘肺病患者自我管理测评涉及的一些定性问题,由选定的专家现场填写回收或邮寄;后者是利用编制的量表及自制的问卷对选定的样本人群进行面对面的调查。

(五)统计与分析方法

将原始数据资料进行编码整理后,全部输入计算机,用 Access 软件建立数据库,在进行逻辑分析和处理后,在统计软件 SPSS17.0 上进行数据分析。研究所采取的分析方法如下:

(1)用一般描述性分析、$\bar{x}$ 检验、权威系数、协调系数等方法分析 Delphi 专家咨询的结果。

(2)应用克朗巴赫 *CV* 系数检验指标体系的信度,应用主成分分析法检验指标体系的结构效度。

(3)采用相关分析法检验量表的内部一致性。

第六节　技术路线

本研究以自我管理理论为指导,在大量文献复习及半结构访谈的基础上形成量表的条目池,然后采用 Delphi 专家咨询、反头脑风暴法对量表条目进行初步的筛选,形成初期量表。然后采用临界比法、相关系数法及因子分析法对条目作进一步的筛选,从而形成暂定版量表,然后通过现场试验对量表的信、效度及区分度等进行检验,通过检验后可形成正式测评量表。技术路线如图1-1

所示。

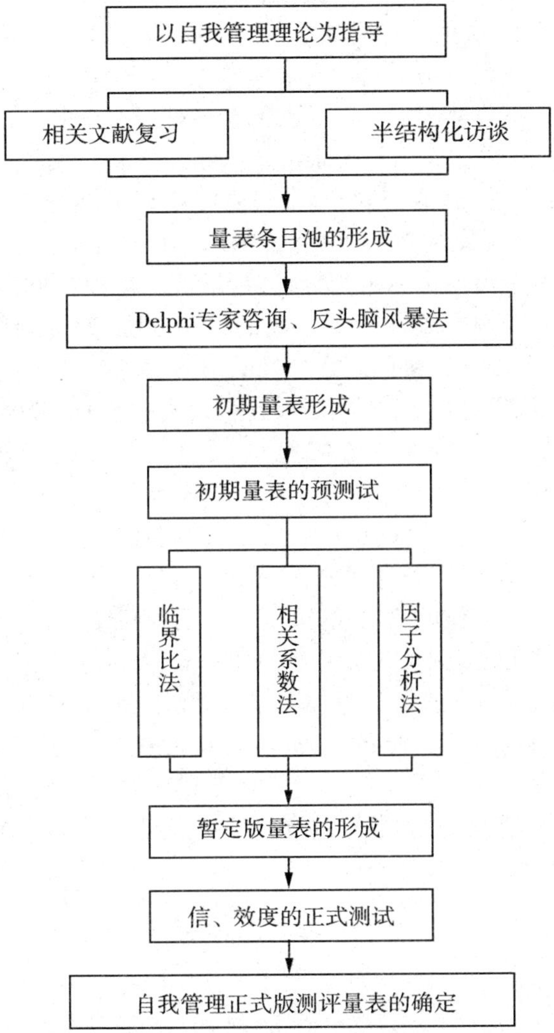

图 1-1　尘肺病患者自我管理测评量表编制的技术路线

第七节　质量控制

本研究对尘肺病患者自我管理测评量表编制的几个关键点进行了缜密的策划设计，在指标设计与初选、Delphi 专家咨询、数据统计处理和实证研究等阶段采取了必要的质控措施。具体包括：

(1)量表条目经编制者反复筛选、斟酌，广泛征求了量表编制专家、心理学专家、呼吸内科专家、护理学专家的意见与建议,并在条目筛选阶段已经请相关领域的30位专家对每个条目进行了评定及建议。本量表的编制策略、总体规划、理论的应用等方面得到了心理测量学与呼吸内科、护理学领域诸多专家的指导,尽可能地减少了设计方面的疏漏。

(2)在设计专家咨询表时,广泛听取了专家的意见,进行了预调查,并根据调查结果进一步完善调查表,以增加研究的可行性和科学性。为保证调查质量,严格限制专家组人员的纳入标准,最终选择了职业病防治、心理学、社会医学及卫生事业管理等领域、从事10年以上技术工作的专业人员。

(3)本研究的调查员均由专家指导,进行了统一培训。培训内容包括:调查的目的、方法、技巧,调查实施过程中的质量控制方法,调查中可能出现的问题和应对措施等。这可以确保每位调查员目的明确、思路清晰,对调查的科学性、规范性都有深刻的认识,可保证不同区域资料收集过程的一致性。

(4)调查开始前,入选机构与受试对象均知情同意,使调查问卷的质量得到了保证。

(5)在现场调查过程中,为保证调查质量,被调查者在调查员在场的情况下填写调查问卷,填写完毕,当场收回调查问卷。同时,对调查问卷中漏填或多填项目进行补充纠正,力争获得填写完整、正确的调查问卷。

(6)资料整理分析过程中,数据由专人录入,录入前对数据录入人员进行了专业培训,以便让其了解调查表的结构和录入方法。采用Epidata3.0软件进行数据录入,所有资料均进行二次录入,资料录入完成后,研究者再随机抽取5%的原始调查表和资料来检查录入的质量和纠正错误。录入数据转成SPSS数据库后,用SPSS17.0统计软件对数据进行整理和清理,并进行计算机逻辑检查。

第二章　理论及方法学基础

第一节　理论基础

任何行为的产生都是诸多因素共同作用的结果，是一个复杂的系统过程。行为一旦发生，将会产生或大或小，或好或坏的影响。因此，研究行为的影响固然重要，但确定行为产生的机制或路径则更具有现实意义。在进行相关研究之前，须对本研究的理论基础、行为产生理论、社会生态系统理论、自我管理的定义以及自我管理相关的一些理论基础等进行简单介绍，并分析这些理论或模型在本研究中的具体应用。

一、行为产生理论

行为是人的日常生活所表现出的一切动作，是人在外界环境影响下引起的内在生理、心理变化的外在反应，具有目的性、可调控性、差异性、可塑性和创造性等特点。

行为产生的机理是：当一个人产生某种需要但未得到满足时，就会处于一种紧张不安的心理状态中，此时若受到外界环境条件的刺激，就会引起其寻求满足的动机，在动机的驱使下，其将产生满足需要的行为，向着能够满足需要的目标进行。当其行为达到目标时，需要就得到了满足，紧张不安的心理状态就会消除，这时又会有新的需要和刺激，引起新的动机，产生新的行为，如图 2-1 所示。

目前，关于行为产生与改变的理论较多，在此对这些理论作简单的介绍。

(一)需要理论

所谓需要，是指人们对某种目标的渴求或欲望。内在需要是行为产生的根本动力，人的需要具有多层次性。Maslow 据此提出了著名的“需要层次论”，他认为人类的发展和需要的满足密不可分，人类的需要划分为五个层次，并认为人类的需要是以层次的形式出现的，按照其重要性和先后顺序，由低级到高级呈阶梯状排列，即生理需要→安全需要→社交需要→尊重需要→自我实现的需要。

（二）动机理论

所谓动机，是指人们为了某种需要，在外来刺激的作用下而进行活动的意念和想法。动机是行为产生的直接动力，一般来说，人的行为是在某种动机的驱使下达到某一目标的过程。

（三）认知、态度理论

该理论认为，行为是在态度的基础上产生的，态度不同，产生的行为也将不同。同时，认知通过对态度的影响，也间接影响着行为的发生。反过来，行为也对人的认知和态度产生影响。

本研究借鉴以上行为产生的理论，主要应用认知、态度理论，探讨尘肺病患者自我管理行为产生的路径和影响因素，如图 2-1 所示。

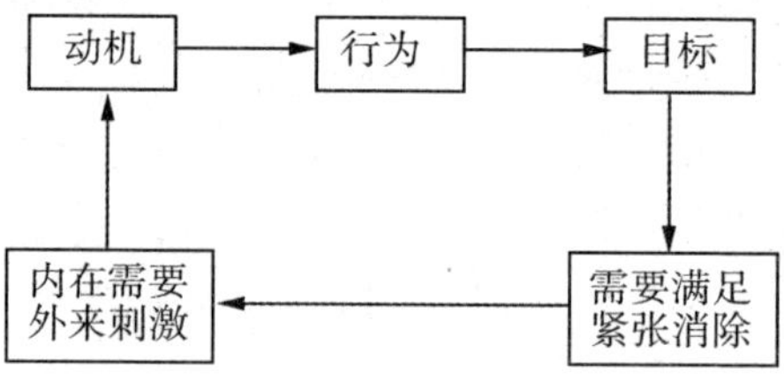

图 2-1　行为产生机理示意图

二、社会生态系统理论

社会生态系统理论由美国学者查尔斯·扎斯特罗所创立，该理论重点研究个体与环境的相互作用，强调个体存在于相互影响的一系列环境系统中，这些系统与个体相互作用，并影响着个体的行为。具体而言，这种社会生态系统按对个体影响程度的大小分为三个类型：微观系统、中观系统和宏观系统。其中，微观系统即个体系统，包括社会、心理以及其他子系统；中观系统是指对个人有影响的小群体，包括家庭、单位等社会群体；宏观系统是相对中观系统更大的一些社会系统，包括组织、社区和社会文化等。在整个社会生态系统中，个体行为不仅由自身特征所决定，而且还要受到中观和宏观系统的影响，反之亦然。目前，社会生态系统理论被广泛应用于社会学领域，但在医疗卫生领域的应用较少。

不同于一般系统论的抽象性，作为社会工作的重要理论基础，社会生态系统理论更注重解决实际问题，因此，本研究将其应用于尘肺病患者废弃物管理行为的研究中。尘肺病患者也存在于一系列社会系统中，其本身即微观系统，同时受到家庭、单位等中观系统的影响，也受到社区、组织和文化等宏观系统的影响。因此，尘肺病患者废弃物管理行为受到自身职业、性别、年龄、收入水平、婚姻状况以及行为生活习惯等因素的影响，同时也受到社会支持以及文化氛围等因素的影响。

三、自我管理的理论基础

自我管理是基于对人类行为及其控制和改变的研究，有关人类行为的研究经历了从 Freud 的精神分析理论到 Skinner 的行为主义，从 Rogers 等人的人本主义到 Bandura 的社会认知理论的变迁。由于社会认知理论解决了个体行为在环境中如何发生变化及其有关概念的丰富性和理论探讨的深入性等优点，使得社会认知理论成为了自我管理的主流理论。由于人们过分强调社会认知理论中的“自我效能”，即个体认知性因素在改变人类行为和健康状况中的作用，从而将其从社会认知理论中独立了出来。另外，自我决定理论也试图从不同的视角解释个体自我管理的形成过程，以下分别对这三种理论进行介绍。

(一)社会认知理论

社会认知理论是在 20 世纪 70 年代末由美国心理学家 Bandura 提出的，在 20 世纪 90 年代得到了迅猛发展；Bandura 在传统的行为主义人格理论中加入了认知成分，形成了自己的社会认知理论。社会认知理论的主要内容及观点如下：

1. 三元交互决定论

行为到底是由外部力量决定的还是由内部力量决定的，长期以来存在两种决定论：个人决定论和环境决定论。个人决定论强调人的内部心理因素对行为的调节和控制，环境决定论强调外部环境因素对行为的控制。

美国心理学家 Bandura 在批判前人的基础上提出了自己的理论，他的理论探讨了环境、人及其行为之间的动态的相互决定关系。班杜拉将环境因素、行为、人的个体因素三者看成是相互独立，同时又相互作用从而相互决定的理论实体。其中，个人的主体因素包括行为主体的生理反应能力、认知能力等身心机能。所谓交互决定，是指环境、行为、人三者之间互为因果，每二者之间都具有双向的互动和决定关系。在三元交互决定论中，一方面，人的主体因素如信念、动机等往往强有力地支配并引导其行为，行为及其结果反过来又影响并最终决定思维的内容与形式以及行为主体的情绪反应；另一方面，个体可以通过自己的主体特征如性格、社会角色等引起或激活不同的环境反应；再者，行为作为人与环境之间的中介，是人用以改变环境，使之适合人的需要而达到生存的目的并改善人与环境之间的适应关系的手段，而它不仅受人的需要支配，而且还受环境现实条件的制约。

2. 观察学习

Bandura 认为，观察学习（亦称替代学习）是指一个人通过观察他人的行为及其强化结果习得某些新的反应，或使其已经具有的某种行为反应特征得到矫正的过程。他按信息加工的模式对观察学习进行了分析，认为观察学习是由四个相互关联的子过程组成的，即注意过程、保持过程、产出过程、动机过程。注意过程指的是在观察时将心理资源开通的过程，它决定着观察者选择什么样的示范原型。第二个过程是对示范活动的保持，要对示范活动进行保持就必须以符号的形式把它表象化，从而保留在记忆中。观察学习主要依存于两个表象系统——表象和言语，其中，言语编码较之视觉表象在观察学习时更具有确实性，第三个过程是产出过程，也就是把符号表象转换成物理形式的外显行为的过程。最后一个过程（动机过程）是指观察者在特定的情境条件下由于某种诱因的作用而表现示范行为的过程。总之，观察学习只有在这四个过程都完成的基础上才能实现。

3. 自我效能

自我效能感是个体对自己与环境发生相互作用效验性的一种自我判断，自我效能感强的人能对新的问题产生兴趣并全力投入其中，能不断努力去战胜困难，而且在这个过程中自我效能也会不断得到强化与提高。相反，自我效能感差的人总是怀疑自己什么都做不好，遇到困难时一味地畏缩和逃避。

Bandura 认为，个体在活动中是通过四个方面的信息来获得或形成自我效能感的，这四个方面包括：①实践的成功经验。实践成功经验即个体对自己在实际活动过程中所取得的成就水平的感知，成功经验可增强自我效能感。②替代性经验。替代性经验的效能信息是指看到能力等人格特征和自己相似的他人在活动中取得了成功后，能够使观察者相信当自己处于类似活动情境时也能获得同样的成功，从而提高观察者的自我效能感。③言语的劝导。言语的劝导是指接受别人认为自己具有执行某一任务的能力的语言鼓励而相信自己的效能。值得注意的是，说服性的言语必须实事求是，调动个体的积极性，那些虚幻的、华丽不实的劝导会适得其反。④身心状态。身心状态会影响自我效能的水平，个体在追求目标时，自我效能通过生理唤起来影响行为改变。乐观积极的肯定信念能创造积极情感，消极情绪会产生挫败感，所以要变消极情感为乐观心态。由此可以看到，自我效能是可以在社会环境中培养的。

（二）自我决定理论

自我决定理论是由美国心理学家 Deci 和 Ryan 等人在 20 世纪 80 年代提出的一种关于人类自我决定行为的动机过程理论。自我决定就是一种关于经验选择的潜能，是在充分认识个人需要和环境信息的基础上，个体对行动所作出的自由的选择。自我决定的潜能可以引导人们从事感兴趣的、有益于能力发展的行为，这种对自我决定的追求就构成了人类行为的内部动机。

自我决定理论涉及人的三个基本需要：能力需要、关系需要和自主需要，这些需要的满足可导致人们产生幸福感和社会发展，因此被视为人本质的生活目标。自我决定理论把动机分为内部动机、外部动机和无动机三种类型。

1. 内部动机的类型

内部动机是人类固有的一种追求新奇和挑战、发展和锻炼自身能力、勇于探索和学习的先天倾向。它与个体的内部因素如兴趣、满足感等密切相关，是高度自主的动机类型，代表了自我决定的原型。Vallerand 把内部动机分为以下三种类型：

(1)了解刺激型：它是指个体为了获得新的知识，了解周围的事物，探索世界，满足个人好奇心或兴趣的动机类型。

(2)取得成就型：它是与个体试图达到某一目标或完成某项任务相关的动机类型。在这种动机的调节下，个体遵循内在需要迎接挑战，超越自我。与了解刺激型动机比较，它具有更多的自我决定的成分。

(3)体验刺激型：它是最具有自主性的内部动机形式，个体把行为完全接纳为自我的一部分。在这种情况下，个体从事某种活动是为了行为本身内在的快乐。

2. 外部动机的类型

外部动机是指人们不是出于对活动本身的兴趣，而是为了获得某种可分离的结果而去从事一项活动的倾向，如为了获得高分或避免受到惩罚等。自我决定理论根据个体对行为由低到高的自主程度，把外部动机分为以下三种类型：

(1)外在调节型：它是指个体的行为完全遵循外部规则，其目的是为了满足外在要求或是为了获得附带的报酬的一种动机类型。外在调节是外部动机最受控制的形式，没有内化发生，个体行为完全受到行为结果的影响。

(2)摄入调节型：它是指个体吸收了外在规则，但没有完全接纳为自我的一部分，是相对受到控制的动机类型。在这种情况下，人们从事一项活动是为了避免焦虑或责怪，或是增强自我。在这种动机的支配下，人们去做某件事是为了展示自己的能力(或避免失败)以维持价值感，还没有体会到属于自我的真正部分。

(3)认同调节型：它是指个体对一个行为目标或规则进行有意识的评价，如果发现这个行为是重要的，就接纳为自我的一部分的一种动机类型。在这种情况下，个体更多地体验到自己是行为的主人，感觉到的冲突更少。它含有更多的自主或自我决定的成分，是最具有自主性的外部动机形式。

3. 无动机

无动机是最缺少自我决定的动机类型，它的特点是个体认识不到他们的行为与行为结果之间的联系，对所从事的活动毫无兴趣，没有任何外在的或内在的调节行为以确保活动的正常进行。Ryan 等认为，只有一种方法可以促进人们的健康发展，那就是重视个人成长、自主、良好的友谊和社会服务，不断努力追求内源性目标。所谓“好的生活”就是个体为其个人成长、独立、与他人建立深厚的友谊和为社会服务的努力过程。

第二节　方法学基础

本节主要介绍 Delphi 法、量表构建的方法学等，现分述如下：

一、Delphi 法

(一)概念及特点

Delphi 法又称“德尔菲法”，本质上是一种反馈匿名函询法。其大致流程是：在对所要预测的问题征得专家的意见之后，进行整理、归纳、统计，再匿名反馈给各专家，再次征求意见，再集中，再反馈，直至得到一致的意见。其过程可简单表示如下：匿名征求专家意见—归纳、统计—匿名反馈—归纳、统计……若干轮后停止。由此可见，德尔菲法是一种利用函询形式进行的集体匿名思想交流过程。它有三个明显区别于其他专家预测方法的特点，即匿名性、多次反馈、小组的统计回答。

1. 匿名性

因为采用这种方法时所有的专家组成员不直接见面，只通过函件交流，这样就可以消除权威的影响，这是该方法的主要特征。匿名是德尔菲法极其重要的特点，从事预测的专家彼此互不知道有哪些其他人参加预测，他们是在完全匿名的情况下交流思想的。后来改进的德尔菲法允许专家开会进行专题讨论。

2. 反馈性

该方法需要经过 3～4 轮的信息反馈，在每次反馈中使调查组和专家组都可以进行深入研究，使得最终结果基本能够反映专家的基本想法和对信息的认识，所以结果较为客观、可信。小组成员的交流是通过回答组织者的问题来实现的，一般要经过若干轮反馈才能完成预测。

3. 统计性

最典型的小组预测结果是反映多数人的观点，少数派的观点至多概括地提及一下，但是这并没有表示出小组中不同意见的状况。而统计回答却不是这样，它报告 1 个中位数和 2 个四分点，其中一半落在 2 个四分点之内，一半落在 2 个四分点之外。这样，每种观点都包括在这样的统计中，避免了专家会议法只反映多数人观点的缺点。

(二)德尔菲法统计分析方法

1. 专家意见集中程度

专家意见集中程度用均数(M_j)和满分频率(K_j)来表示。

(1)均数(M_j):$M_j=\frac{1}{m_j}\sum_{i=1}^{m}C_{ij}$

式中:M_j表示 j 指标评价的算术平均值;m_j表示参加 j 指标评价的专家数;C_{ij}表示 i 专家对 j 指标的评分值。M_j的取值越大,则对应的 j 指标的重要性越高。

(2)满分频率(K_j):$K_j=\frac{m'_j}{m_j}$

式中:K_j表示 j 指标的满分频率;m_j表示参加 j 指标评价的专家数;m'_j 表示给满分的专家数。K_j取值在 0～1 之间,K_j可作为M_j的补充指标,K_j越大,说明对该指标给满分的专家比例越大,该指标也越重要。

2. 专家意见协调程度

专家意见的协调程度用变异系数(V_j)和协调系数(W)来表示。变异系数用来说明 m_j个专家对 j 指标的协调程度,协调系数用来说明全部 m 个专家对全部 n 个指标的协调程度,W 越大说明专家意见协调程度越高。通过计算变异系数和协调系数可以判断出专家对每项指标的评价是否存在较大的分歧,或找出高度协调专家和持异端意见的专家。

(1)变异系数(V_j):$V_j=\frac{\sigma_j}{M_j}$

式中:V_j 表示 j 指标的变异系数;σ_j 表示 j 指标的标准差 $\sigma_j=\sqrt{\frac{1}{m_j-1}\sum_{i=1}^{m'_j}(C_{ij}-M_j)^2}$;$M_j$表示 j 指标的均数;m_j表示参加 j 指标评价的专家数;C_{ij}表示 i 专家对 j 指标的评分值。

变异系数(V_j)用来说明专家对 j 指标相对重要性的波动程度,或者说是协调程度,V_j越小,表明专家们的协调程度越高。

(2) 协调系数(W)及 χ^2 检验:协调系数的计算过程如下。

①专家对 j 指标的等级和:$S_j=\sum_{i=1}^{m_j}R_{ij}$

式中:S_j表示 j 指标的等级和,R_{ij}表示 i 专家对 j 指标的评价等级,S_j越大,该指标的重要性就越高。

②等级和的算术平均值:$M_{sj}=\frac{1}{n}\sum_{j=1}^{n}S_j$

式中:M_{sj}:表示全部方案评价等级和的算术平均值。

③协调系数:$W=\sum_{j=1}^{n}d_j{}^2/\sum_{j=1}^{n}d_j{}^2(\max)$

式中:$\sum_{j=1}^{n}d_j{}^2=\sum_{j=1}^{n}(S_j-M_{sj})^2$;$\sum_{j=1}^{n}d_j{}^2(\max)=\frac{1}{12}m^2(n^3-n)$

当专家对各指标没有给出相同评价时 W 的计算公式：

$$W=\frac{12}{m^2(n^3-n)}\sum_{j=1}^{n}d_j{}^2$$

如果有相同评价等级时，要对 W 进行校正，校正公式为：

$$W=\frac{12}{m^2(n^3-n)-m\sum_{i=1}^{m}T_i}\sum_{j=1}^{n}d_j{}^2$$

式中：T_i表示相同等级指标，$T_i=\sum_{i=1}^{L}(t^3-t_i)$；$L$ 表示 i 专家在评价中相同的评价组数；t_i表示在 L 组中的相同等级数。协调系数 W 在 0～1 之间，W 越大，表示专家的协调程度越好，反之，意味着专家意见协调程度较低。

④协调系数的显著性检验——χ^2 检验：

$$\chi_R{}^2=\frac{1}{mn(n+1)-\frac{1}{n-1}\sum_{i=1}^{m}T_i}\sum_{j=1}^{n}d_j^2;(\text{自由度}=n-1)$$

根据自由度和显著性水平 α，从 χ^2 值表中查得 χ^2 值，如果 $\chi_R{}^2>\chi^2$，则可认为协调系数经检验后有显著性，说明专家评估或预测意见协调性好，结果可取。反之，$\chi_R{}^2$ 值很小说明专家组意见的非偶然协调的概率较大，如果 $p>0.05$，则认为专家意见在非偶然协调方面将是不足置信的协调，评估或预测结论的可信度差，评价或预测结果不可取。

3. 专家意见权威程度

任何一个专家都不可能是预测中每一个问题的权威，而权威程度对评价的可靠性则有相当大的影响。因而，对评价结果进行处理时，常常要求考虑专家对某一问题的权威程度。专家的权威程度一般由两个因素决定，一个是专家对方案作出判断的依据，一个是专家对问题的熟悉程度。

(1)判断依据：一般用 C_a表示判断影响程度系数。专家一般以“实践经验”“理论分析”“对国内外同行的了解”及“直觉”等作为判断依据，判断系数 $C_a\leqslant 1$，当 $C_a=1$ 时，判断依据对专家的影响程度很大；当 $C_a=0.8$ 时，对专家判断的影响程度中等；当 $C_a=0.6$ 时，影响程度较小。判断依据如表 2-1 所示。

表 2-1　判断依据表

判断依据(C_a)	量化值
实践经验	0.8
理论分析	0.6
国内外同行了解	0.4
直觉	0.2

(2)专家对问题的熟悉程度:用 C_s 表示专家对问题熟悉程度系数,如表 2-2 所示。

表 2-2　专家对问题熟悉程度系数

熟悉程度(C_s)	量化值
非常熟悉	1.0
很熟悉	0.8
熟悉	0.6
一般	0.4
不太熟悉	0.2
不熟悉	0

(3)专家的权威程度:用 C_r 表示专家的权威程度系数,其为判断系数和熟悉程度系数的算术平均值,即 $C_r=\frac{C_a+C_s}{2}$。

二、量表编制的基本方法

(一)量表编制的步骤

1. 拟定编制量表的计划

当研究者决定编制一份量表时,首先须拟定编制量表的计划。此份计划包括决定应搜集哪些相关的数据、编制的进度、样本的选取、经费预算、编制完成所需的时间等。

2. 搜集资料

不同的量表所涉及的数据当然不同,在文献的搜集上当然就有很大的差别。编制者必须先了解量表的性质,然后才能决定搜集资料的方向。

3. 拟定量表的架构

编制者可以参考某一个学者的看法,或是综合数个学者的理论拟出所要编制量表的架构。假如此量表有若干个分量表,编制者应先将其定义写出来,以利于日后编制题目之用。

4. 编制题目

当量表的架构定出来之后,编制者即可参考所搜集来的其他量表资料来编题。通常为了将来有删题的空间,编制者大约要比预定的题数多编一半。如一个分量表若需要 10 题,此时就需编 15 题。

5. 预试验

当题目编好后,编制者即需进行预试,即编制者要找一些受试者先对此份量表试做,以了解哪些题目是可用的。预试的样本至少应有 200 人,以利日后的项目分析之用。

6. 项目分析

项目分析(item analysis)的主要目的是针对预试的条目加以分析,以作为正式选题的参考。进行项目分析时,通常有两种方法可以使用,第一种方法是用 t 检验法,第二种是用相关分析法。在作项目分析时,这两种方法都是以单条目为单位来进行分析。以 t 检验为例,在进行项目分析时,是以该分量表总得分的高分组(前 25%的受试者)和低分组(后 25%的受试者)在每一条目得分的平均数进行差异比较。所得的值称为决断值(critical ratio,CR),决断值必须高于查表的临界值才具有鉴别力,有的学者建议 CR 值至少应达 3 以上。

在采用相关分析法时有两种方式:一种是含本条目在内所得的相关,另一种是不含本条目在内的相关。采用第一种相关法时,首先将每个受试者分量表的总得分算出来,然后以条目为单位计算每一条目与总得分的相关。一般而言,相关系数至少应达 0.4 以上。采用第二种相关法时,以每一条目和该题所在的分量表的总得分(不含该条目)求相关。一般而言,相关系数应达显著水平才算是具有鉴别力的条目。

7. 编制正式题目

编制者可根据项目分析的结果来进行选题,只要鉴别力合乎标准的题目都可以选为正式的题目。若项目分析所得各题的决断值都合于要求,则可由高而低选出预定要的题数。

8. 建立信度与效度

一份好的量表必须具有相当的信度和效度。所谓信度是指可靠的程度,而效度是指有效的程度。有信度的量表通常具有一致性(consistency)、稳定性(stability)、可靠性(dependability)及可预测性(predictability)等。一份稳定可靠的量表,几次所得的结果一定是相当一致的,而且可透过此量表对受试者做预测用。相反,效度是指一个量表能够有效地测量到它所要测量的特质的程度。

(二)如何拟定量表的架构

1. 决定量表的因素

一个量表究竟需要多少个分量表,主要是视所根据的理论而定。若是属于探索性的研究,并没有理论基础,则其因素的多寡就需要用探索性的因素分析来决定。一般而言,若抽出的因素其特征值大于 1 的话,此项因素即可保留。

2. 订定正式量表的题数

一份量表究竟需要多少题并没有一个定论,大约有以下几个指标可供参考:可用的时间(时间越长,题目就可越多)、所测特质的灵敏度(较不灵敏的特质通常需要较多的题目才能区分出不同的群体)、分量表的多寡(分量表越多,所编的题数就会越多)。

3. 决定预编的题数

预编的题数通常都要比正式的题数多一些,对于常常编制量表的专家而言,预编的题数大约比正式的题数稍多几题即可。如正式的题数若定为10题,则只要预编12～13题就可供筛选。但对于初学的编制者而言,最好多编几题,以免有太多不具鉴别力的题目出现。一般而言,预编的题数至少需比正式的题目多编一半。

4. 决定量表的量尺

通常量表的量尺以五点或四点的型式为多,如五点量尺为“非常同意”“同意”“没意见”“不同意”“非常不同意”,四点量尺则将“没意见”去掉。究竟五点量尺还是四点量尺较佳,学者们各有不同的意见。有的学者认为比较不认真作答的人会有选“没意见”的倾向,结果造成所得的数据没有太大意义,因此以四点量尺较能看出作答者的态度。而有的学者则认为四点量尺有强迫作答者表态的意思,事实上有的问题是作答者所不了解的,“没意见”一项还是值得保留的。这两种量尺都各有其优缺点,编制问卷的人可视需要而采用其中的一种。有的学者将量表分成六点、七点甚至九点,但人类的感觉知觉并不是那么灵敏,因此将量尺分得太多其实并没有太大的意义。

另外,有的学者认为将量尺分为“非常同意”“同意”“没意见”“不同意”“非常不同意”或是“非常同意、同意、不同意、非常不同意”,然后用加权计分可得分量表的总分。如在五点量尺时,非常同意得5分,同意得4分,以此类推。可事实上,从非常同意至非常不同意之间并不是等距变量,而是次序变量。如非常同意至同意之间的距离并不等于同意至无意见之间的距离。因此,在语意上不等距的情形下予以等距的加权计分并不符合统计的原则。在此,笔者认为只标示两端的语意,中间不标示各个量尺的名称,而只显示出其数字即可。以此种方式来表示量尺可避免不等距的加权计分,从而比较能符合统计的计分原则。

(三)信度的检验

1. 稳定性系数(重测信度)

重测信度是用同一批受试者做同一份量表,然后以前、后两次测验的分数作积差相关分析。通常两次测验的间隔以两周为度,有的量表甚至因其需要也有长达1个月或数个月的情形。两次测验的相关若越高,则代表其越具有稳定性。一般而言,0.7～0.9是高相关,0.4～0.6是中度相关,而0.3以下是低相关。

2. 内部一致性系数(克朗巴赫α系数、折半信度)

只根据一次的测验结果来估计信度的方法属于内部一致性信度检验,最常用的系数是克朗巴赫α系数,其公式如下:

$$\alpha=\frac{n}{n-1}\left[1-\frac{\sum S_i^2}{S_x^2}\right]$$

式中:α 为估计的信度;n 为题数;S_i^2 每一题目分数的变异量;S_x^2 为测验总分的变异量。假如所得的克朗巴赫 α 系数越高,则代表其测验的内容越趋于一致。

另外,内部一致性系数还可用折半信度来求得,但由于折半信度是将题目分成两半分别求得两个总分(通常是分为奇数题和偶数题),然后再以积差相关求两个分数的相关。由于题目被分为两半,常会造成信度偏低的现象。因此,需要再加以校正。较常用的校正公式有斯布(Spearman-Brown)、福乐兰根(Flanagan)、卢隆(Rulon)等校正公式。

(四)效度的检验

1. 效标关联效度

为了验证所编的量表是否具有效度,最常用的一种方法是效标关联效度检验。此种方法是针对所编的量表找一个可参照的效标,假如所得的积差相关系数达中度相关以上(0.4 以上),即代表此份量表具有相当的效标关联效度。一般而言,适当的效标需具有相当的可靠性,否则无法有效预测所编制的量表。

2. 结构效度

因素分析用在效度的检验方面可分为探索性因素分析(exploratory factor analysis)和验证性因素分析(confirmatory factor analysis)两种。当没有理论作为根据,只是由编制者依其概念将有关的题目编制出来时,可通过探索性因素分析了解所编的题目中究竟含有多少个因素。而当编制者采用某个理论来编制量表时,因为一个理论通常都会包含几个向度,亦即所编的量表相对也会包含这几个分量表。为了验证此项量表所包含的分量表是否和所用的理论一致,就可用验证性因素分析来考验其效度。

在用探索性因素分析时,通常量表的编制者并不会预先知道会有几个因素,而是看特征值大于 1 的因素有几个,就决定有几个分量表。此外,虽然在统计软件包上有多种方法可抽取因素,但人们一般多用主轴法(principal axis method)。至于在转轴方面,有正交转轴(一般较常用最大变异法 varimax)和斜交转轴(oblimin)两种。通常可先用斜交转轴试做,看其各因素之间的相关,若各因素之间是零相关,可改用正交转轴。若各因素之间有低相关(0.1～0.3),就应用斜交法进行转轴。此时,以斜交转轴所抽取的因素就可加以命名,并将各因素中各题的因素负荷量较小的题目剔除(一般小于 0.4 的题目可剔除),然后重新进行一次因素分析,直至各因素所有题目的因素负荷量都达到0.4以上。假如是用正交法进行转轴,也遵循同样的方式,先将各因素命名,然后剔除因素负荷量未达 0.4 的题目,再重新进行因素分析。

另外，在进行探索性的因素分析时，若是编制者综合若干个理论而合成一个量表(其中有几个分量表)，此时亦可先用斜交转轴做，但可指定因素的数目。如编制的量表有五个分量表，就可指定以五个因素来作因素分析。若因素分析后发现各因素间没有相关存在，可改用正交转轴。若各因素间的相关是低相关(0.1～0.3)，就以此斜交转轴的结果呈现各题的因素负荷量。若有两个因素间的相关达 0.4 及以上，即表示这两个因素有很大的重叠，应该将这两个因素合并为一个因素，然后再重新做斜交转轴，直到没有因素间的相关达 0.4 以上为止。

当量表的编制者根据某一个理论编出一个量表(其中有若干个分量表)时，为了验证所编的量表是否符合原先的理论，可用验证性因素分析加以验证。在进行验证时，有 SPSS 的 LISREL(linear structural relations)软件包可以使用。例如，所根据的理论若有五个因素，而验证性因素分析所做出来的结果也证明是这五个因素，那即可说明此量表具有建构效度。

第三章 样本地区及人群基本特征

一、样本地区尘肺病发病特征

H省2009～2014年共报告新发职业病4281例，其中尘肺病新发病例3665例，慢性中毒307例，急性中毒56例，其他职业病253例。

（一）新发尘肺病例数的年度变化趋势

2009～2014年，H省累计报告各类尘肺病新发病例3665例，2014年共报告1010例，为历年来最高；2009年病例数最少，为209例。尘肺病新发病例数总体呈上升趋势。在新发尘肺病患者中，男女性别比为74∶1，男性明显多于女性。

（二）新发尘肺病例数的病种构成

2009～2014年累计报告的尘肺病新发病例中，煤工尘肺始终位居全省各类尘肺之首（2504例，占68.32%），其次为硅肺（1058例，占28.87%），煤工尘肺和硅肺共占尘肺总病例数的97.19%，其余分别为水泥尘肺、电焊工尘肺、石墨尘肺、铸工尘肺等。水泥尘肺、电焊工尘肺累计报告病例数超过30例，石墨尘肺、铸工尘肺累计报告病例数超过10例。H省石棉尘肺报告较少，累计报告数仅占总病例数的0.11%，如表3-1所示。

表3-1　2009～2014年H省各类尘肺病新发病例数年度分布情况

尘肺种类	现患病例人数						合计
	2009年	2010年	2011年	2012年	2013年	2014年	
煤工尘肺	319	125	554	314	469	723	2504
硅肺	58	70	212	185	270	263	1058
水泥尘肺	2	5	11	8	5	3	34
电焊工尘肺	0	0	1	6	7	17	31

续表

尘肺种类	现患病例人数						合计
	2009 年	2010 年	2011 年	2012 年	2013 年	2014 年	
石墨尘肺	5	8	1	0	3	0	17
铸工尘肺	2	0	1	2	6	1	12
石棉肺	1	1	1	0	0	1	4
炭黑尘肺	0	0	1	0	0	1	2
陶工尘肺	0	0	0	0	1	1	2
滑石尘肺	0	0	0	0	0	0	0
云母尘肺	0	0	0	0	0	0	0
铝尘肺	0	0	0	0	0	0	0
其他尘肺	0	0	0	1	0	0	1
合计	387	209	782	516	761	1010	3665

(三)尘肺病新发病例数的行业系统分布情况

H 省 3665 例尘肺病新发病例分布在 23 个行业，其中 74.01%发生在煤炭行业，其次是有色金属、建材和地质矿产行业，分别为 198 例(5.4%)、190 例(5.18%)和 151 例(4.12%)。

一期尘肺病例主要分布在煤炭行业(占 75.01 %)、有色金属行业(占 6.50%)和建材行业(占 4.66%)，二期尘肺病例主要分布在煤炭行业(占 71.34%)、地质矿产行业(占 7.39%)和建材行业(占 5.43%)，三期尘肺病例主要分布在煤炭行业(占 73.19%)、建材行业(占 7.46%)和地质矿产行业(占 6.25%)，如表 3-2 所示。

表 3-2　　　H 省不同期别的新发尘肺病患者的行业分布情况

行业	尘肺分期			合计
	一期尘肺	二期尘肺	三期尘肺	
煤炭	1881	473	362	2716
有色金属	163	17	18	198
建材	117	36	37	190
地质矿产	71	49	31	151
其他	57	28	6	91
机械	42	10	10	62

续表

行业	尘肺分期			合计
	一期尘肺	二期尘肺	三期尘肺	
冶金	37	4	1	42
石油	38	1	1	40
交通	18	9	5	32
建设	16	5	4	25
铁道	13	6	5	24
轻工	9	7	4	20
化工	13	3	1	17
农业	7	8	2	17
石化工业	10	3	3	16
船舶	8	0	1	9
水利	2	0	2	4
电子	0	2	1	3
纺织	2	1	0	3
电子	1	0	1	2
兵器	0	1	0	1
森林工业	1	0	0	1
商业	1	0	0	1
合计	2507	663	495	3665

(四)尘肺病新发病例数的工种分布情况

2009～2014 年按统计工种统计的累计报告尘肺病新发病例数以采煤工(35.55%)、掘进工(27.23%)、煤矿混合工(8.27%)为主。其中主采煤工的发患者数多于纯采煤工,主掘进工的发患者数多于纯掘进工。从事纯采煤工作的尘肺病患者发病年龄和接尘工龄都较其他作业明显缩短,其差异具有显著性($p<0.05$),如表 3-3 所示。

表 3-3　　不同工种的诊断年龄及工龄的情况

工种	尘肺病例		诊断年龄	工龄
	数量	百分比		
纯采煤工	538	14.68%	52.75±9.34	16.12±9.39

续表

工种	尘肺病例		诊断年龄	工龄
	数量	百分比		
主采煤工	765	20.87%	54.57±10.98	16.35±9.69
煤矿混合工	303	8.27%	54.78±10.90	19.33±11.62
纯掘进工	339	9.25%	57.96±9.95	18.81±10.70
主掘进工	659	17.98%	58.07±10.98	19.49±11.05

(五)尘肺病新发病例数的企业规模分布情况

H省42.62%的新发尘肺病病例分布在中小型企业,36.45%分布在大型企业,48.89%的三期尘肺病例和37.71%的二期尘肺病例均发生在小型企业,如表3-4所示。

表3-4　不同规模的企业尘肺病分布情况

企业规模	一期尘肺		二期尘肺		三期尘肺		合计	
	例数	百分比	例数	百分比	例数	百分比	例数	百分比
大型	1222	91.47%	79	5.91%	35	2.62%	1336	36.45%
中型	386	63.80%	152	25.12%	67	11.07%	605	16.51%
小型	465	48.59%	250	26.12%	242	25.29%	957	26.11%
不详	434	56.58%	182	23.73%	151	19.69%	767	20.93%
合计	2507	68.40%	663	18.09%	495	13.51%	3665	100.00%

(六)新发尘肺病病例开始接尘年代分布情况

新发尘肺病患者中最早于1941年接触粉尘,最晚于2013接触粉尘。我们将3665个尘肺病例按照接触粉尘的年代进行了划分,分别为“<1960”“1960～1969”“1970～1979”“1980～1989”“1990～1999”和“2000～”6个组。其中1970～1979年和从2000年开始接尘的尘肺病例数最多,分别为1017例(27.25%)和849例(23.17%)。随着接尘开始年代的逐步推进,新发尘肺病例的诊断年龄和工龄呈现出明显缩短的趋势(见表3-5至表3-7)。

本研究中新发病例以煤工尘肺(2504例,68.32%)和硅肺(1058例,28.87%)为多,因此选择这两种尘肺进行单独分析。除潜伏期在“2000～”组有所增高外,煤工尘肺和硅肺的平均诊断年龄、平均接尘工龄及平均潜伏期随不同接尘开始年代的增加呈缩短趋势,经单因素方差分析,差异均有统计学意义($p<0.05$)。

表 3-5　　尘肺病例不同接尘年代的诊断年龄及工龄的情况

接尘年代	尘肺病例		诊断年龄	工龄
	数量	百分比		
<1960	261	7.12	75.40±4.27	25.37±12.03
1960～1969	505	13.78	67.07±4.81	23.15±11.26
1970～1979	1017	27.75	61.36±5.12	23.04±9.30
1980～1989	516	14.08	49.63±6.56	19.05±6.29
1990～1999	517	14.11	46.01±6.92	12.04±4.70
2000～	849	23.17	46.27±6.15	5.62±2.78

表 3-6　　不同接尘年代硅肺的诊断年龄、接尘工龄及潜伏期的情况

接尘年代	尘肺病例		诊断年龄	接尘工龄	潜伏期
	数量	百分比			
<1960	130	12.29	75.54±3.88	21.33±13.72	54.41±14.23
1960～1969	168	15.88	66.64±4.91	15.39±11.66	51.23±11.14
1970～1979	211	19.94	61.12±5.25	21.11±11.22	40.01±12.79
1980～1989	128	12.10	48.62±6.32	19.25±6.86	29.36±9.10
1990～1999	143	13.52～	46.28±7.66	9.56±5.16	36.72±9.11
2000～	278	26.28～	46.34±6.68	5.18±2.68	41.16±6.76
合计	1058	100.00～	56.39±12.29	14.26±11.13	42.13±12.90
F 值			670.09	113.37	108.32
p 值			0.00	0.00	0.00

表 3-7　不同接尘年代煤工尘肺的诊断年龄、接尘工龄及潜伏期的情况

接尘年代	尘肺病例		诊断年龄	接尘工龄	潜伏期
	数量	百分比			
<1960	121	4.83	75.11±4.38	29.47±8.62	45.64±10.52
1960～1969	329	13.14	67.21±4.69	27.02±8.81	40.10±10.52
1970～1979	788	31.47	61.38±4.96	23.58±8.65	37.80±10.48
1980～1989	367	14.66	46.12±5.33	18.75±6.03	29.88±7.46
1990～1999	346	13.82	45.98±6.60	12.87±4.19	33.09±7.93
2000～	553	22.08～	46.42±5.75	5.82±2.80	40.60±5.97

续表

接尘年代	尘肺病例		诊断年龄	接尘工龄	潜伏期
	数量	百分比			
合计	2504	100.00～	55.73±10.63	18.21±10.49	37.23±7.92
F值			1309.52	677.34	89.42
p值			0.00	0.00	0.00

二、样本地区职业卫生管理现状

(一)用人单位职业病防治管理基本情况

2014年,H省对2111家用人单位的职业卫生管理现状进行了调查,涉及煤炭、建材、电子、冶金、化工、轻工等行业。

在被检查的2111家用人单位中,共有劳动者422552人,其中从事接触职业病危害因素作业的劳动者188935人,接害率44.7%。其中,设立职业卫生管理机构的有862家,占40.8%;建立职业卫生管理制度的有917家,占43.4%;制定职业健康监护计划的有795家,占37.7%;劳动者健康检查项目与所从事工作相关的有694家,占32.9%;发现职业病或疑似职业病患者及时报告的有551家,占21.6%;配备职业卫生专(兼)职人员的有959家,占45.4%。详细情况如表3-8所示。

表3-8　　用人单位职业卫生管理情况

指 标	煤炭	建材	电子	冶金	化工	轻工	其他
检查用人单位数	121	426	132	237	388	231	576
职工总数	47664	62315	15337	28312	110483	26377	132064
接害人数	26118	28661	5622	13016	48346	11031	56141
设立职业卫生管理机构	52	172	63	136	153	85	201
建立职业卫生管理制度	53	177	65	146	163	94	219
制定职业健康监护计划	48	156	57	127	142	79	186
健康检查项目与所从事工作相关	45	138	55	113	112	65	166
发现职业病或疑似职业病患者及时报告	37	101	46	97	91	56	123
配置职业卫生管理专(兼)职人员	59	193	73	147	172	96	219

（二）建设项目职业卫生监督检查情况

2014 年，H 省共监督检查建设项目 664 项，其中存在职业病危害的建设项目 617 项，占 92.9%。已完成职业病危害预评价报告审核的有 111 项，占应进行预评价项目的 20.9%，其中通过审核的有 98 项；已进行职业病防护设施设计的有 70 项，占应进行防护设施设计项目的 14.5%，其中通过审核的有 58 项；已完成职业病控制效果评价报告审核的有 98 项，占应进行控制效果项目的 18.5%，其中实际通过竣工验收的有 89 项。详细情况如表 3-9 所示。

表 3-9　2014 年用人单位职业健康监护重点监督检查情况汇总

指标	煤炭	建材	电子	冶金	化工	轻工	其他
建设项目总数	102	82	68	89	92	83	148
存在职业病危害项目数	102	73	56	86	92	77	131
建设项目职业病危害预评价审核或备案							
应进行预评价项目数	78	63	52	71	82	73	112
实际开展预评价项目数	13	14	13	17	21	17	16
通过审核或备案项目数	11	13	13	14	18	14	15
建设项目职业病防护设施设计卫生审查							
应进行设计项目数	73	58	47	66	74	65	99
实际开展设计项目数	6	7	9	11	9	12	16
通过卫生审查项目数	5	7	9	9	8	9	11
建设项目职业病防护设施竣工验收或备案							
应进行控评项目数	78	63	52	71	82	73	112
实际开展控评项目数	15	12	11	13	17	15	15
通过竣工验收或备案项目数	14	12	11	11	16	12	13

（三）用人单位职业健康监护工作开展情况

在被检查的用人单位中，2014 年度劳动者上岗前、在岗期间、离岗时职业健康检查率分别为 31.2%、37.2%、17.8%，有职业禁忌证的劳动者的调离率为 71.6%。2014 年在监督检查的用人单位中，共发现疑似职业病患者 290 例，诊断职业病患者 67 例，如表 3-10 所示。

表 3-10　　用人单位职业体检情况

项 目	粉尘	铅	铬	有机溶剂	其他
上岗前					
应检	7331	253	432	3028	4209
实检	2621	78	143	805	1115
职业禁忌证	65	9	13	58	63
在岗期间					
应检	26836	1105	1630	20159	28306
实检	12081	402	501	6907	9117
职业禁忌证	209	26	21	164	189
调离人数	156	19	14	113	134
疑似职业病	116	9	1	21	124
诊断人数	31	3	1	5	24
离岗前					
应检	1012	51	82	512	607
实检	251	9	11	59	74
疑似职业病	12	0	0	2	5
诊断人数	2	0	0	0	1

三、样本人群基本特征

(一)患者性别构成情况

样本人群以男性为主,男性尘肺病患者占样本人群总人数的 86.7%,女性患者占总人数的 13.3%,如图 3-1 所示。

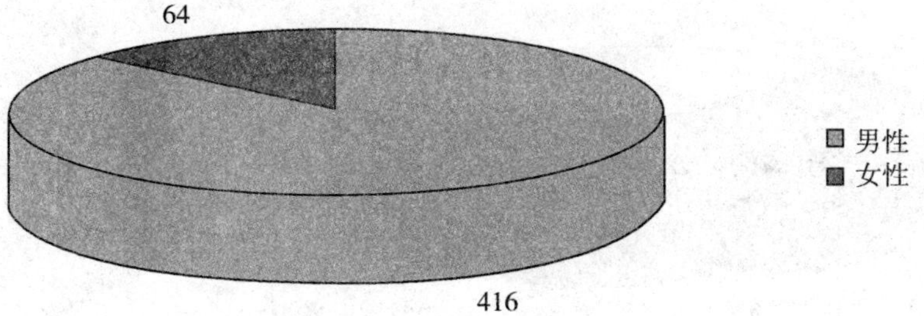

图 3-1　患者性别构成情况

(二)患者户口构成情况

样本人群以农村户口为主,农村户口尘肺病患者占样本人群总人数的比例为 52.7%,城镇户口尘肺病患者占总人数的 47.3%,如图 3-2 所示。

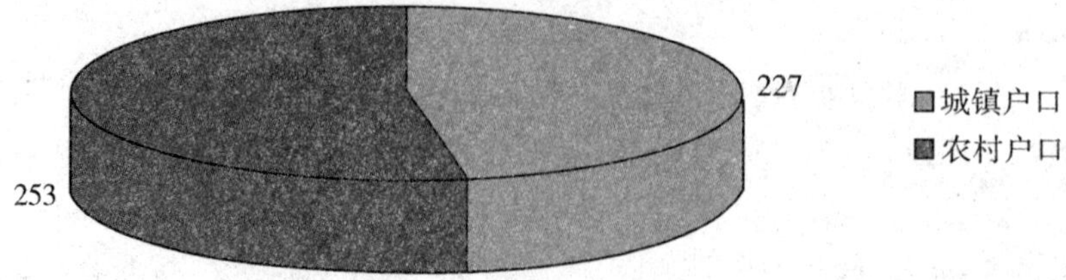

图 3-2 患者户口构成情况

(三)患者年龄构成情况

由于尘肺病的潜伏期极长,因此,样本人群的平均年龄较大,为(56.7±8.62)岁,其中 50～64 岁的尘肺病患者所占比例最大,为 45.8%,其次为 35～49 岁的患者,而 35 岁以下的患者所占比例最低,为 14.6%,如图 3-3 所示。

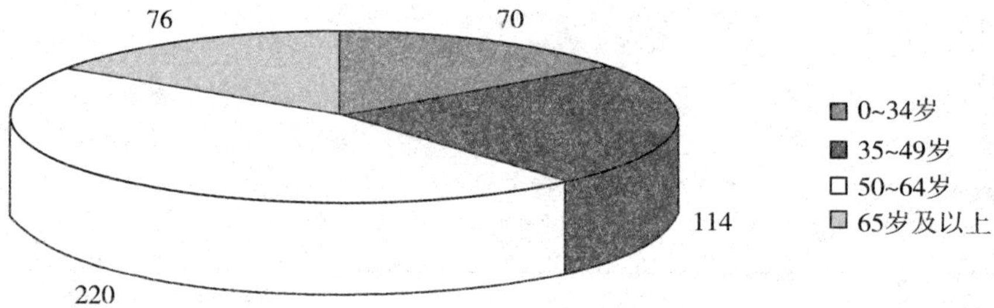

图 3-3 患者年龄构成情况

(四)患者婚姻状况构成情况

样本人群以已婚者为主,所占比例为 65.8%,其次为未婚的患者,而离异/丧偶的患者所占比例最小,如图 3-4 所示。

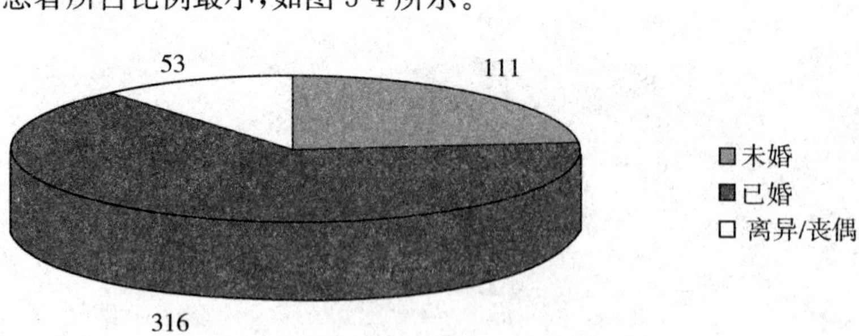

图 3-4 患者婚姻状况构成情况

（五）患者文化水平构成情况

样本人群文化水平相对较低，其中，初中及以下文化水平的患者所占比例最高，为57.9%，其次为高中文化水平的尘肺病患者，而大专及以上文化水平的尘肺病患者所占比例最低，仅为6.7%，如图3-5所示。

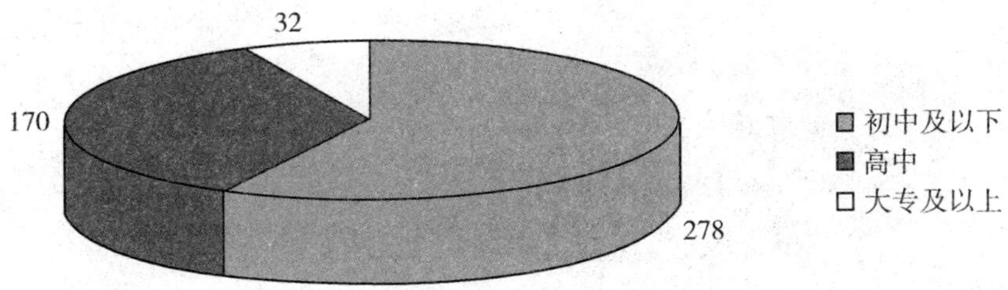

图3-5　患者文化水平构成情况

（六）患者收入构成情况

尘肺病患者月收入相对较高，收入为3000～5999元/月的患者所占比例最高，为48.5%，其次为月收入6000元以上的患者，而月收入3000元以下的尘肺病患者所占比例最低，为20.0%，如图3-6所示。

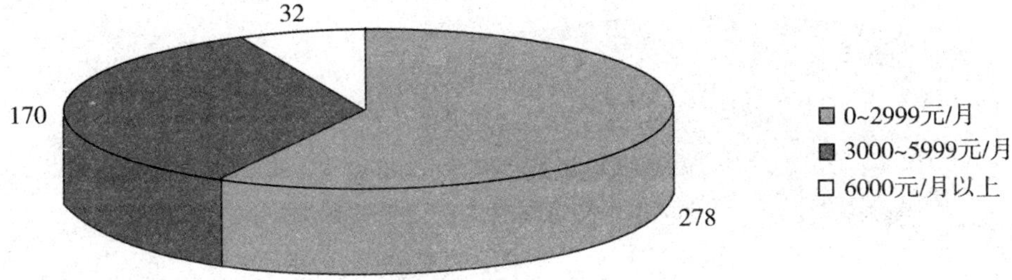

图3-6　患者收入构成情况

（七）患者就诊地点构成情况

样本人群就诊地点以住院为主，住院的尘肺病患者所占比例为63.5%，门诊患者所占比例为36.5%，如图3-7所示。

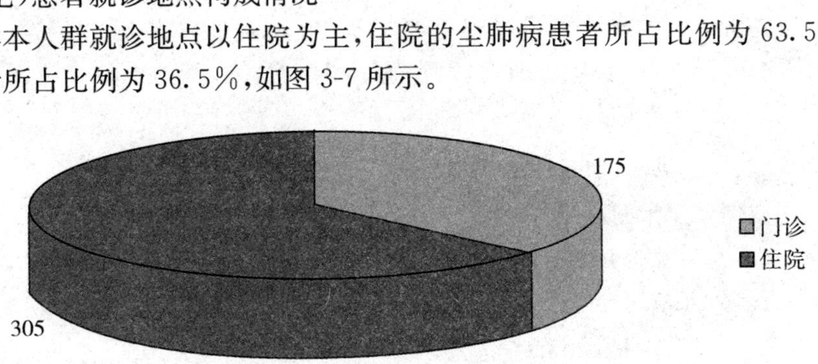

图3-7　患者就诊地点构成情况

（八）督导与否构成情况

督导是提高尘肺病患者自我管理水平的重要措施，但调查结果显示，仅37.9%的尘肺病患者有人督导，而且多以家人督导为主，很少有专业的卫生技术人员对其进行督导，如图 3-8 所示。

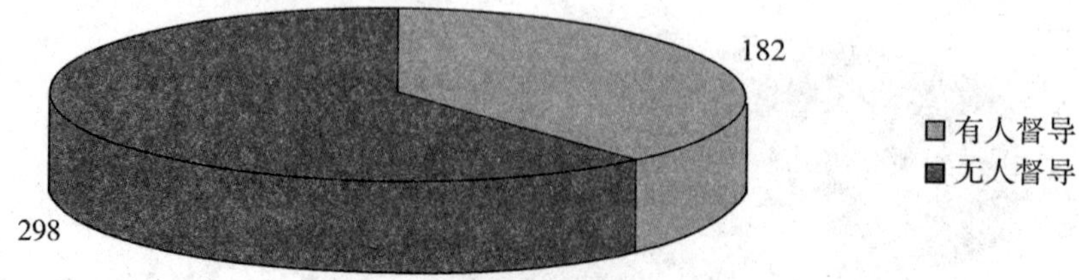

图 3-8　督导与否构成情况

（九）健康教育与否构成情况

健康教育是提高尘肺病患者自我管理水平的主要途径，但调查结果显示，仅 30.4%的尘肺病患者接受过健康教育，而且内容多以一般卫生知识为主，很少有专业的尘肺病相关知识培训，如图 3-9 所示。

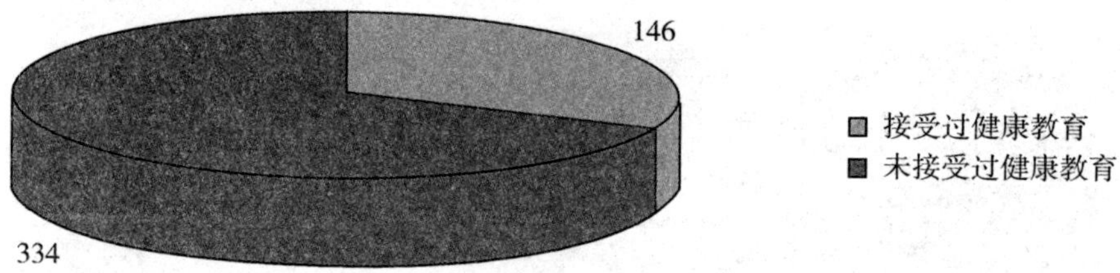

图 3-9　健康教育与否构成情况

（十）尘肺类病型构成情况

硅肺是尘肺病中最严重也是最主要的类型，约占尘肺病患者的 50%，本次选取的样本人群中，硅肺患者所占比例较高，为 52.7%，其他尘肺病患者所占比例为 47.3%，如图 3-10 所示。

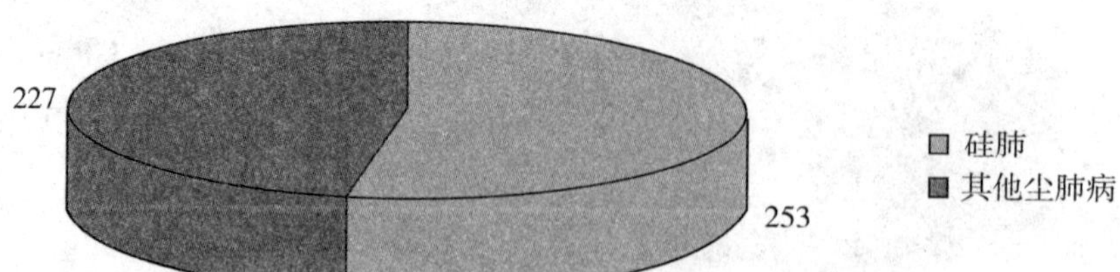

图 3-10　尘肺类病型构成情况

（十一）尘肺病分期构成情况

按照我国对尘肺病严重程度的划分标准，本次选取的样本人群中，一期尘肺病患者所占比例最高，为56.2%，其次为二期尘肺病患者，而三期尘肺病患者所占比例仅为7.5%，如图3-11所示。

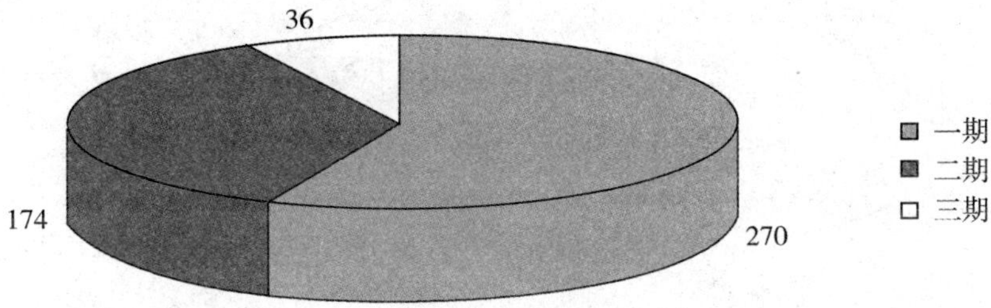

图3-11　尘肺病分期构成情况

（十二）报销方式构成情况

按照我国职业病防治法的相关规定，尘肺病患者的医疗费用完全由用人单位来承担，但在现实情况下，仍然有很多尘肺病患者的医疗费用完全自理或仅部分报销。本次选取的样本人群中，仅55.7%的尘肺病患者医疗费用完全报销，36.0%的尘肺病患者医疗费用部分报销，但仍然有8.3%的尘肺病患者的医疗费用完全自理，如图3-12所示。

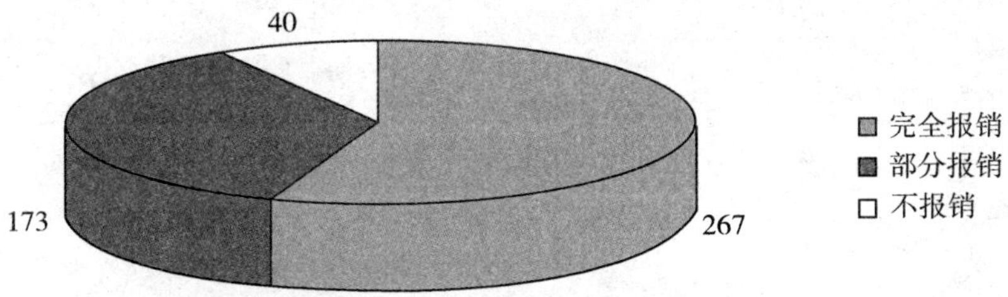

图3-12　报销方式构成情况

（十三）并发症构成情况

尘肺病患者多伴有并发症，本次调查结果显示，78.1%的尘肺病患者有并发症，仅有21.9%的患者无并发症，如图3-13所示。

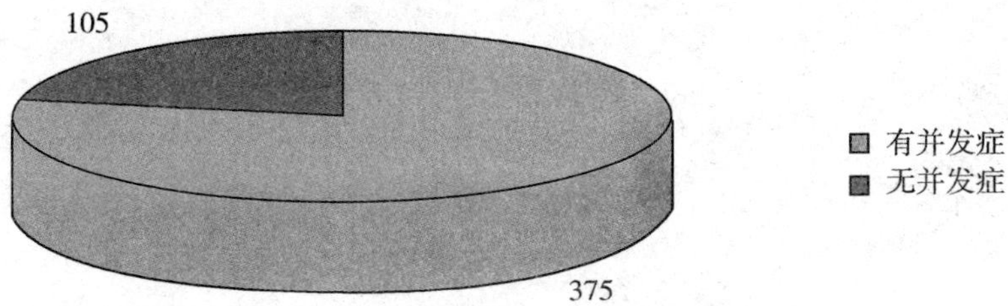

图3-13　并发症构成情况

（十四）病程长短情况

尘肺病患者病程一般较长，其中病程较长者所占比例高达 55.2%，而病程较短者所占比例仅为 22.1%，如图 3-14 所示。

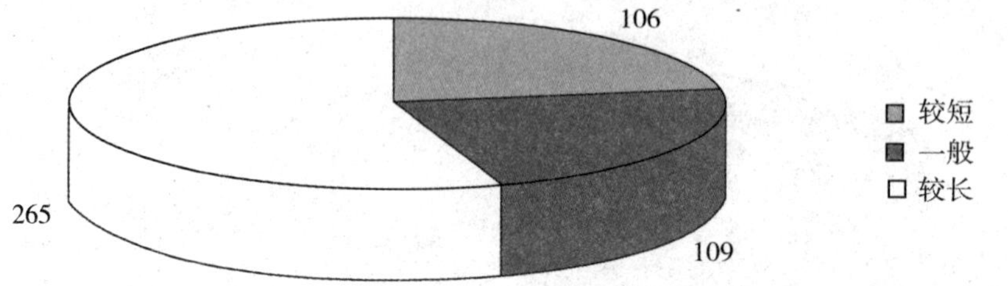

图 3-14　病程长短情况

综上所述，我们得到了对样本人群基本特征的描述，如表 3-11 所示。

表 3-11　　样本人群基本特征描述

项目	人数	构成比（%）
性别		
男性	416	86.7
女性	64	13.3
户口类型		
城镇户口	227	47.3
农村户口	253	52.7
患者年龄		
0～34 岁	70	14.6
35～49 岁	114	23.8
50～64 岁	220	45.8
65 岁及以上	76	15.8
婚姻状况		
未婚	111	23.1
已婚	316	65.8
离异/丧偶	53	11.1
文化水平		
初中及以下	278	57.9
高中	170	35.4
大专及以上	32	6.7

续表

项目	人数	构成比(%)
患者月收入(元)		
0～2999	96	20.0
3000～5999	233	48.5
6000 及以上	151	31.5
就诊地点		
门诊	175	36.5
住院	305	63.5
督导与否		
有人督导	182	37.9
无人督导	298	62.1
健康教育		
接受过健康教育	146	30.4
未接受过健康教育	334	69.6
尘肺类型		
硅肺	253	52.7
其他尘肺病	227	47.3
尘肺分期		
一期	270	56.2
二期	174	36.3
三期	36	7.5
报销方式		
完全报销	267	55.7
部分报销	173	36.0
不报销	40	8.3
并发症		
有并发症	375	78.1
无并发症	105	21.9
病程长短		
较短	106	22.1
一般	109	22.7
较长	265	55.2

第四章　量表的编制及检验

一、量表的编制

（一）量表编制策略

量表编制策略包括对整个研究过程进行总体筹划，对所应用的理论基础及定义进行界定，明确测评的目的、对象及测量学指标等，目的在于确保测评工具的质量。本研究在量表的设计和编制过程中，采取了如下编制策略：

1. 操作性定义及内容框架

自我管理是基于对人类行为及其控制和改变的研究，是属于心理学的范畴。但由于自我管理与人们的工作、学习、健康息息相关，涉及范围广泛，因此很难对自我管理下一个全面统一的定义。鉴于自我管理尚无统一定义，因此不同的学者、不同的领域存在不同的见解。

慢性病自我管理是指通过系列健康教育课程教给患者自我管理所需的知识、技能、信心以及和医生交流的技巧，以帮助慢性患者在得到医生更有效的支持下，主要依靠自己解决慢性病给日常生活带来的各种躯体和情绪方面的问题。Corbin 和 Straus 认为自我管理的内涵主要包括三个方面：①疾病的医学管理；②日常生活的管理；③不良情绪的管理。慢性病患者自我管理的内容因疾病不同而异，但主要包括：疾病的治疗管理，建立和保持在工作、家庭和朋友中的新角色，处理和应对疾病所带来的各种情绪。慢性疾病也有不同病种的特殊性，因此，自我管理还应包括各专科疾病特异性的内容。

基于自我管理的三大理论基础，结合我国文化背景，同时参考 Corbin 的自我管理内涵，本研究将尘肺病患者自我管理定义为“尘肺病患者在医护人员的协助下，通过管理症状、治疗、生理和心理社会变化，以作出生活方式改变，并在此过程中形成一定的自我效能感”。该定义为研究尘肺病患者自我管理提供了一个可操作性的界定，同时为编制量表提供了分层及维度的依据。根据本研究所界定的尘肺病患者自我管理定义，编制尘肺病患者自我管理的评估工具应包括自我管理效能与自我管理行为两大方面，自我管理行为又包括症状管理、疾病知识管理、不良嗜好管理、依从性管理、日常生活管理和情绪管理6个维度。

(1)症状管理：本研究界定的症状管理是指尘肺病患者主动使用处置措施或求助他人的帮助处理呼吸困难、咳嗽、咳痰的行为，以缓解病情。具体包括：足够的应对行为、用氧、治疗药物的依从性、注意疾病严重性的变化，以及疾病加重时用药的自我调整。

(2)疾病知识管理：本研究中的疾病知识管理是指尘肺病患者主动通过书籍、报刊、电视以及与医务人员的沟通等获取与尘肺病患者治疗、康复、检查、保健、药物相关的知识并对相关资料进行整理和保存。

(3)不良嗜好管理：本研究中的不良嗜好管理是指尘肺病患者自觉摒弃吸烟、饮酒等不良的行为生活方式，以及不利于疾病恢复的饮食习惯等。

(4)日常生活管理：日常生活是指每个人都从事的衣食住行。在本研究中，日常生活管理是指尘肺病患者采用主动的方式进行适当的运动，并且在饮食、活动方面注意避免诱发尘肺病急性加重的因素。

(5)依从性管理：本研究中的依从性管理是指尘肺病患者应严格执行医嘱及相关规定，以利于疾病的恢复。

(6)情绪管理：情绪是人所具有的一种心理活动，它是指人对客观事物是否满足需要的态度体验，具有较强的主观性。所谓“情绪管理”是指一个人对自己情绪的自我认识、自我控制、自我区分等能力和对他人情绪的认识与适度的反应能力。

本研究所界定的情绪管理是指尘肺病患者通过对自己情绪的自我认识、自我控制、自我区分，主动采取与人交谈、转移注意力、求助专业人员等方法处理尘肺病所引起的忧虑、苦恼和抑郁等情绪变化。

除上述6个维度之外，还包括自我效能。效能是指一个人执行某一特定行为的客观能力，可通过观察某人是否能够做出某行为来进行测量。自我效能指的是个体对自己执行某一特定行为的能力大小的主观判断，即个体对自己执行某一特定行为并达到预期结果的能力的自信心。在本研究中，自我效能是指尘肺病患者对自己执行症状管理、疾病知识管理、日常生活管理等自我管理行为的自信心。

2.量表的形式

依据科学、简洁、实用、可操作的原则，本研究对拟编制的尘肺病患者自我管理量表按照5个方面确定了内容与结构，每个方面为一个维度或因子，采用自陈式测试题，采取“没有”“很少”“有时”“经常”“总是”五点等距评分法，依次被赋值为1、2、3、4、5，由被试者根据自身的实际情况选择相应的选项，得分越高说明自我管理越好，分量表及总量表得分为其所包含的各个条目得分之和。

二、基于 Delphi 法的筛选

由于备选的条目库中包含的条目数目过于庞大，因此，本研究首先采用专家咨询以及焦点人物访谈等方法，对条目进行初筛，最终保留下来 49 个条目以供进一步的筛选。本研究采用改进的 Delphi 法进行条目的筛选，在函询时向专家提供咨询问题一览表、说明信以及相关的背景资料。

(一)专家基本情况

第一轮和第二轮所选的专家分别工作在与职业病防治相关的科研、教学、行政管理以及业务工作领域，在所有参加调查的专家中，表示对评价指标“很熟悉”的有 18 人(60.0%)，“比较熟悉”的有 10 人(33.3%)，没有人表示“不熟悉”。专家的性别、单位类型、职称、学位、专业类型和专业工作年限等基本情况如表 4-1 所示。

1. 性别

30 名被咨询专家中，男性 20 名，女性 10 人，所占比例分别为 66.7%和 33.3%。

2. 文化水平

30 名专家中，硕士及博士学历者均为 12 名，所占比例为 40.0%，本科学历者最少，所占比例为 20.0%。

3. 职称

30 名专家中，正高级职称者最多，为 21 人，其次为副高级职称者，为 7 人，而本科文凭者最少，所占比例分别为 70.0%、23.3%和 6.7%。

4. 工作年限

30 名专家的工作年限均在 10 年以上，10～19 年、20～29 年和 30 年及以上工作年限者所占的比例分别为 33.3%、50.0%和 16.7%。

5. 工作单位

30 名专家中，工作单位为公共卫生机构和教育科研机构者均为 12 名，所占比例为 40.0%，而在行政管理机构工作者最少，所占比例为 20.0%。

6. 专业领域

30 名专家的专业领域以职业卫生领域为主，所占比例为 53.3%，其次为卫生管理领域，所占比例为 26.7%。流行病与统计领域工作者所占比例最小，为 20.0%。

表 4-1　　咨询专家基本情况

项目	类别	人数	百分比
性别	男	20	66.7
	女	10	33.3

续表

项 目	类 别	人 数	百分比
文化水平	本科	6	20.0
	硕士	12	40.0
	博士	12	40.0
职称	中级	2	6.7
	副高	7	23.3
	正高	21	70.0
工作年限	<10	0	0.0
	10～	10	33.3
	20～	15	50.0
	30～	5	16.7
工作单位	行政管理	6	20.0
	公共卫生机构	12	40.0
	教育与科研	12	40.0
专业领域	卫生管理	8	26.7
	职业卫生	16	53.3
	流行病与统计	6	20.0
熟悉程度	很熟悉	18	60.0
	比较熟悉	10	33.3
	一般	2	6.7

（二）专家积极系数、自评权威系数和协调系数

1. 专家积极系数

专家积极系数即专家咨询表的回收率，其大小可说明专家对该项研究的关心程度。本研究选择的是在职业病防治相关领域工作的专家和学者，其中第一轮发出问卷 30 份，回收问卷 30 份，专家积极系数为 100％，第二轮发出问卷 30 份，收回 30 份，专家积极系数为 100％，如表 4-2 所示。

表 4-2　　咨询专家的积极系数

发出调查表数		回收调查表数		回收率(％)	
第一轮	第二轮	第一轮	第二轮	第一轮	第二轮
30	30	30	30	100	100

2. 自评权威系数

专家对某一问题的权威程度是影响咨询结果可靠性的重要因素，因此，对专家咨询结果进行处理时，常常需要考虑专家对某一问题的权威程度。用 C_r 表示专家权威程度系数，判断系数 $C_a \leqslant 1$，其值越大，专家意见越有价值，咨询结果越可靠。计算公式为 $C_r=\bar{x}$，式中：C_a 表示判断影响程度系数；C_s 表示专家对问题熟悉程度系数。按专家判断依据表（见表 4-3 和表 4-4）进行自我评价，从而计算出专家权威系数。

表 4-3　　判断依据对专家判断的影响程度及赋值

判断依据	对专家判断的影响程度		
	大	中	小
实践经验	0.50	0.40	0.30
理论分析	0.30	0.20	0.10
参考国内外文献	0.10	0.10	0.05
直观	0.10	0.10	0.05
合计	1.00	0.80	0.50

表 4-4　　专家熟悉程度赋值

熟悉程度	量化值
熟悉	1.0
较熟悉	0.8
一般	0.5
不太熟悉	0.2
不了解	0

一般认为，专家自评权威系数 $C_a \geqslant 0.70$ 为可接受信度，本研究自我管理行为及自我管理效度两个分量表的权威系数分别为 0.7939 和 0.8086，而各条目的专家权威系数也均在 0.70 以上，说明专家意见价值较高，咨询结果较为可靠，如表 4-5 所示。

表 4-5　　自我管理测评量表的专家权威程度

项 目	判断依据	熟悉程度	权威系数
自我管理行为	0.7812	0.8066	0.7939
自我管理效度	0.7956	0.8216	0.8086
平均值	0.7884	0.8141	0.8013

3. 专家咨询协调系数

专家意见的协调程度是一项十分重要的指标，通过计算该指标可以判断专家对量表每项条目的评价是否存在较大分歧或者找出高度协调的专家组和持异端意见的专家，同时该指标也是判断咨询结果可信度的指标。衡量协调程度的指标有各指标的变异系数（*CV*）和专家意见协调系数。变异系数越大，说明专家对指标的分歧意见越大；协调系数介于 0～1 之间，数值越大，表示协调程度越好。

分析结果显示，各维度及条目的专家意见的协调性 $p<0.05$，说明专家对指标的协调性较好。

（三）初期量表的形成

专家从重要性、可操作性及敏感性三个方面对各个维度及条目进行打分后，以专家打分的平均值、变异系数及满分率来衡量专家意见的统一性。本研究制定的纳入标准为：重要性、可操作性及敏感性分值的平均值均大于 7.0，变异系数均小于 0.2，满分率大于 5%。

30 名专家对 7 个维度的评分均在 7.0 以上，变异系数均小于 0.2，满分率均大于 5%，按照纳入标准，各维度均予以保留，如表 4-6 所示。

30 名专家对 49 个条目的评分结果表明，积极治疗并发症、预防和控制并发症，制定治疗疾病的生活锻炼等计划和目标，就诊前总结病情准备需要问的问题，保存疾病相关资料，合理搭配饮食营养这 5 个条目不能满足纳入标准，故予以剔除，其他 44 个条目满足纳入标准，予以保留，如表 4-7 所示。

表 4-6　尘肺病患者自我管理测评量表专家咨询统计结果

项目	重要性				可操作性				敏感性			
	平均值	标准差	CV	满分率	平均值	标准差	$Y_3=\lambda Y_{31}\eta_1+\varepsilon_3$	满分率	平均值	标准差	CV	满分率
1. 症状管理	7.89	1.113	0.141	26.7	7.64	1.223	0.160	23.3	7.87	1.309	0.166	26.7
2. 疾病知识管理	7.66	1.231	0.161	23.3	7.45	1.401	0.188	20.0	7.55	1.401	0.186	23.3
3. 不良嗜好管理	7.51	1.371	0.183	20.0	7.87	1.216	0.155	20.0	7.83	1.279	0.163	26.7
4. 依从性管理	7.86	1.413	0.180	26.7	7.92	1.312	0.166	30.0	7.67	1.398	0.182	26.7
5. 日常生活管理	7.95	1.332	0.168	30.0	7.65	1.233	0.161	23.3	7.56	1.457	0.193	20.0
6. 情绪管理	7.79	1.363	0.175	26.7	7.34	1.402	0.191	20.0	7.64	1.372	0.180	23.3
7. 自我管理效能	8.01	1.371	0.171	33.3	7.54	1.334	0.177	23.3	7.77	1.412	0.182	26.7
1.1 无气促时自行进行呼吸训练	7.67	1.411	0.184	23.3	7.74	1.473	0.190	20.0	7.74	1.356	0.175	20.0
1.2 有气促时按照医嘱服用激素、吸入支气管舒张剂等药物	8.02	1.428	0.178	36.7	7.82	1.433	0.183	20.0	7.79	1.370	0.176	26.7
1.3 气促较明显时进行氧疗	7.52	1.335	0.178	13.3	7.91	1.510	0.191	23.3	7.75	1.423	0.184	23.3
1.4 突然出现剧烈的咳嗽、咳痰、体温升高、胸痛、胸闷、呼吸困难、明显气促等时及时就医	8.04	1.434	0.178	33.3	7.85	1.486	0.189	23.3	7.64	1.487	0.195	23.3
1.5 咳嗽咳痰时使用有效的方法清除呼吸道痰液（如有效的咳嗽法、胸部叩击法等）	7.76	1.432	0.185	26.7	7.61	1.432	0.188	20.0	7.74	1.503	0.194	20.0
1.6 身体无浮肿，痰较多、较稠时多喝水	7.58	1.403	0.185	16.7	7.78	1.487	0.191	26.7	7.34	1.236	0.168	16.7
1.7 积极治疗合并症，预防和控制并发症	7.52	1.340	0.178	13.3	7.76	1.389	0.179	26.7	6.58	1.713	0.260	3.3
2.1 关注药物的不良反应、效果、剂量	7.75	1.431	0.185	16.7	7.83	1.297	0.166	26.7	7.79	1.385	0.178	26.7

续表

项目	重要性				可操作性				敏感性			
	平均值	标准差	CV	满分率	平均值	标准差	$Y_3=\lambda Y_{31}\eta_1+\varepsilon_3$	满分率	平均值	标准差	CV	满分率
2.2 通过各种方式学习尘肺病相关知识	7.98	1.571	0.197	30.0	8.01	1.376	0.172	33.3	7.37	1.305	0.177	16.7
2.3 与其他尘肺病患者交流疾病相关知识	7.47	1.401	0.188	20.0	7.79	1.402	0.180	26.7	7.73	1.295	0.168	26.7
3.1 严格执行戒烟的规定	7.32	1.352	0.185	10.0	7.91	1.376	0.174	30.0	7.42	1.374	0.185	16.7
3.2 严格执行限酒的规定	7.52	1.312	0.174	13.3	7.28	1.231	0.169	23.3	7.36	1.231	0.167	13.3
3.3 饮食时严格执行限盐的规定	8.04	1.472	0.183	36.7	7.86	1.371	0.174	30.0	7.56	1.350	0.179	16.7
4.1 自觉遵医嘱按时按量服药	7.92	1.517	0.192	33.3	8.04	1.434	0.178	36.7	7.42	1.330	0.179	16.7
4.2 按照规定定期复查	7.33	1.303	0.178	20.0	7.46	1.207	0.162	23.3	7.07	1.253	0.177	16.7
4.3 避免粉尘、烟雾和其他有害气体的吸入	8.02	1.323	0.165	33.3	7.62	1.323	0.174	23.3	7.65	1.366	0.178	23.3
4.4 避免过度劳累	7.80	1.213	0.156	30.0	8.04	1.371	0.171	33.3	7.23	1.371	0.190	20.0
4.5 流感期间，避免去公共场所	8.01	1.472	0.184	33.3	7.21	1.213	0.168	20.0	7.81	1.465	0.188	26.7
4.6 避免吃过冷、硬、油腻及辛辣刺激性食品	7.72	1.472	0.191	26.7	7.35	1.133	0.154	16.7	7.92	1.438	0.182	30.0
4.7 制订治疗疾病的生活锻炼等计划和目标	6.76	1.568	0.232	6.7	7.01	1.563	0.223	16.7	6.54	1.457	0.223	3.3
4.8 就诊前总结病情准备需问的问题	6.31	1.618	0.256	6.7	7.03	1.712	0.244	16.7	5.82	1.376	0.236	0.0
4.9 保存疾病相关资料（如就诊病例检查结果）	5.76	1.498	0.260	3.3	7.05	1.601	0.227	13.3	7.01	1.631	0.233	6.7
5.1 饮食中增加新鲜蔬菜、水果的摄入	7.26	1.242	0.171	20.0	8.03	1.372	0.171	36.7	7.63	1.293	0.169	23.3
5.2 增加维生素 A 的摄入（如动物肝、肾、蛋黄）	7.31	1.274	0.174	23.3	7.69	1.412	0.184	20.0	7.61	1.472	0.193	20.0

续表

项目	重要性				可操作性				敏感性			
	平均值	标准差	CV	满分率	平均值	标准差	$Y_3=\lambda Y_{31}\eta_1+\varepsilon_3$	满分率	平均值	标准差	CV	满分率
5.3 合理搭配饮食营养	6.46	1.361	0.211	3.3	7.31	1.304	0.178	16.7	7.68	1.563	0.204	23.3
5.4 增加奶制品、瘦肉、豆制品和其他优质蛋白质的摄入	7.57	1.221	0.161	16.7	7.65	1.412	0.185	16.7	7.36	1.232	0.167	13.3
5.5 根据身体状况调节运动	8.01	1.432	0.179	36.7	7.57	1.411	0.186	16.7	7.43	1.351	0.182	13.3
5.6 进行全身康复锻炼(如散步、骑自行车、打太极拳等)	7.61	1.321	0.174	20.0	7.47	1.211	0.162	13.3	7.36	1.125	0.153	10.0
5.7 根据天气变化及时增减衣服,预防感冒	7.76	1.411	0.182	20.0	7.31	1.331	0.182	13.3	7.28	1.287	0.177	10.0
5.8 天冷时使用保暖设施提高温度	7.56	1.318	0.174	16.7	7.17	1.326	0.185	13.3	7.43	1.218	0.164	13.3
5.9 进行防寒训练(如夏天秋天开始用冷水洗面、洗鼻)	7.11	1.245	0.175	13.3	7.26	1.312	0.181	13.3	7.09	1.302	0.184	10.0
5.10 经常开窗通风,避免对着风吹	7.68	1.356	0.177	16.7	7.78	1.282	0.165	26.7	7.31	1.219	0.167	13.3
5.11 培养良好的睡眠习惯	7.72	1.350	0.175	23.3	7.26	1.012	0.139	13.3	7.67	1.321	0.172	16.7
6.1 心情不好时,将注意力转移到其他想做的事情上	7.76	1.413	0.182	23.3	7.34	1.341	0.183	16.7	7.94	1.262	0.159	26.7
6.2 有烦恼的事情向亲属或朋友倾诉,寻求帮助	7.97	1.384	0.174	30.0	7.83	1.212	0.155	26.7	7.85	1.111	0.142	26.7
6.3 保持良好的情绪和乐观的精神状态	7.95	1.473	0.185	26.7	7.75	1.207	0.156	23.3	7.67	1.356	0.177	23.3
6.4 从事自己喜欢的休闲娱乐(跳舞、打太极、听音乐、散步等)	7.16	1.213	0.169	13.3	7.02	1.236	0.176	10.0	7.31	1.363	0.186	20.0
6.5 控制自己不向别人发脾气	8.01	1.351	0.169	33.3	7.75	1.232	0.159	20.0	7.88	1.432	0.182	30.0

续表

项目	重要性				可操作性				敏感性			
	平均值	标准差	*CV*	满分率	平均值	标准差	$Y_3=\lambda Y_{31}\eta_1+\varepsilon_3$	满分率	平均值	标准差	*CV*	满分率
7.1 当疾病加重时，您有多大信心可以找到解决的办法	7.89	1.378	0.175	26.7	7.21	1.253	0.174	16.7	7.96	1.312	0.165	30.0
7.2 您有多大信心可以获得疾病相关知识	7.76	1.531	0.197	23.3	7.56	1.312	0.174	20.0	7.58	1.314	0.173	16.7
7.3 您有多大信心可以按照医生的要求去做	7.93	1.428	0.180	30.0	7.96	1.376	0.173	33.3	7.67	1.212	0.158	16.7
7.4 您有多大信心认为疾病带来的不适不影响您想做的事情	7.85	1.432	0.182	26.7	7.63	1.378	0.181	20.0	7.76	1.421	0.183	20.0
7.5 您有多大信心进行有效的相关锻炼	7.83	1.423	0.182	26.7	7.79	1.543	0.198	23.3	7.65	1.328	0.174	20.0
7.6 您有多大信心可以合理安排饮食	7.59	1.331	0.175	23.3	7.56	1.318	0.174	20.0	7.58	1.327	0.175	16.7
7.7 您有多大信心可以杜绝不良嗜好	7.89	1.353	0.171	30.0	7.73	1.312	0.170	23.3	7.67	1.232	0.161	16.7
7.8 您有多大信心在日常生活中照顾好自己预防并发症	7.74	1.305	0.168	26.7	7.65	1.334	0.174	20.0	7.97	1.103	0.138	33.3
7.9 您有多大信心认为疾病带来的情绪压力不影响您的日常活动	7.78	1.332	0.171	23.3	7.96	1.431	0.180	30.0	7.89	1.273	0.161	30.0
7.10 您有多大信心认为您可以做不同的事情和活动来调节情绪	7.82	1.401	0.179	26.7	7.25	1.231	0.170	16.7	7.82	1.332	0.170	30.0
7.11 您有多大信心认为您可以乐观地看待尘肺病	8.04	1.214	0.151	33.3	7.93	1.403	0.177	30.0	7.67	1.292	0.168	23.3

表 4-7　　尘肺病患者自我管理初期量表条目及编码

编码	条目
T1	无气促时自行进行呼吸训练
T2	有气促时按照医嘱服用激素、吸入支气管舒张剂等药物
T3	气促较明显时进行氧疗
T4	突然出现剧烈的咳嗽、咳痰、体温升高、胸痛、胸闷、呼吸困难、明显气促等时及时就医
T5	咳嗽咳痰时使用有效的方法清除呼吸道痰液(如有效的咳嗽法、胸部叩击法等)
T6	身体无水肿,痰较多、较稠时多喝水
T7	关注药物的不良反应、效果、剂量
T8	通过各种方式学习尘肺病相关知识
T9	与其他尘肺病患者交流疾病相关知识
T10	严格执行戒烟的规定
T11	严格执行限酒的规定
T12	饮食时严格执行限盐的规定
T13	自觉遵医嘱按时按量服药
T14	按照规定定期复查
T15	避免粉尘、烟雾和其他有害气体的吸入
T16	避免过度劳累
T17	流感期间,避免去公共场所
T18	避免吃过冷、硬、油腻及辛辣刺激性食品
T19	饮食中增加新鲜蔬菜水果的摄入
T20	增加维生素 A 的摄入(如动物肝、肾、蛋黄)
T21	增加奶制品、瘦肉、豆制品和其他优质蛋白质的摄入
T22	根据身体状况调节运动
T23	进行全身康复锻炼(如散步、骑自行车、打太极拳等)
T24	根据天气变化及时增减衣服,预防感冒
T25	天冷时使用保暖设施提高温度
T26	经常开窗通风,避免对着风吹
T27	进行防寒训练(如夏天秋天开始用冷水洗面、洗鼻)
T28	培养良好的睡眠习惯

续表

编码	条目
T29	心情不好时，将注意力转移到其他想做的事情上
T30	有烦恼的事情向亲属或朋友倾诉，寻求帮助
T31	保持良好的情绪和乐观的精神状态
T32	从事自己喜欢的休闲娱乐(跳舞、打太极拳、听音乐、散步等)
T33	控制自己不向别人发脾气
T34	当疾病加重时，您有多大信心可以找到解决的办法
T35	您有多大信心可以获得疾病相关知识
T36	您有多大信心可以按照医生的要求去做
T37	您有多大信心认为疾病带来的不适不影响您想做的事情
T38	您有多大信心进行有效的相关锻炼
T39	您有多大信心可以合理安排饮食
T40	您有多大信心可以杜绝不良嗜好
T41	您有多大信心在日常生活中照顾好自己预防并发症
T42	您有多大信心认为疾病带来的情绪压力不影响您的日常活动
T43	您有多大信心认为您可以做不同的事情和活动来调节情绪
T44	您有多大信心认为您可以乐观地看待尘肺病

(四)临界值法筛选条目

把收集到的 480 份调查问卷按照自我管理总分进行排序，将处于前 27%的 130 名患者作为高分组，后 27%的 130 名患者作为低分组，采用独立样本 t 检验进行分析，t 检验结果显示：条目 T27 和 T35 的 t 值均小于 3 且 p 值大于 0.05，差异无统计学意义。这说明条目 T27 和 T35 的区分度较低，故从临界值的角度对这两个条目进行剔除，而对其他 42 个指标予以保留，如表 4-8 所示。

表 4-8　　临界值法筛选量表条目的结果及检验

条目	高分组	低分组	t 值	p 值
T1	3.877±0.747	2.108±0.909	17.148	0.000
T2	3.823±0.792	2.200±0.943	15.024	0.000
T3	3.823±0.793	2.092±0.876	16.714	0.000
T4	3.623±0.865	2.239±0.888	12.738	0.000
T5	3.831±0.818	2.231±0.977	14.320	0.000

续表

条目	高分组	低分组	t 值	p 值
T6	3.792±0.823	2.231±0.968	14.005	0.000
T7	3.385±1.095	2.415±1.062	7.242	0.000
T8	3.415±1.062	2.415±1.010	7.779	0.000
T9	3.315±1.114	2.492±1.051	6.128	0.000
T10	3.385±1.088	2.585±1.084	5.939	0.000
T11	3.223±1.150	2.377±1.014	6.294	0.000
T12	3.177±1.171	2.769±1.145	2.838	0.005
T13	3.254±1.130	2.454±1.072	5.857	0.000
T14	3.331±1.116	2.469±1.058	6.387	0.000
T15	3.454±1.086	2.523±1.080	6.928	0.000
T16	3.331±1.116	2.546±1.093	5.725	0.000
T17	3.400±1.083	2.554±1.121	6.190	0.000
T18	3.377±1.066	2.254±0.975	8.865	0.000
T19	3.285±1.163	2.631±1.065	4.728	0.000
T20	3.354±1.120	2.492±1.108	6.235	0.000
T21	3.469±1.043	2.508±1.029	7.483	0.000
T22	3.285±1.136	2.446±1.072	6.122	0.000
T23	3.392±1.096	2.423±1.026	7.361	0.000
T24	3.485±1.021	2.523±1.108	7.276	0.000
T25	3.439±1.064	2.477±1.108	7.136	0.000
T26	3.262±1.131	2.569±1.113	4.973	0.000
T27	3.077±0.320	3.039±0.193	1.173	0.242
T28	3.400±1.083	2.608±1.145	5.734	0.000
T29	3.223±1.176	2.369±1.035	6.212	0.000
T30	3.339±1.082	2.546±1.050	5.991	0.000
T31	3.385±1.088	2.377±1.058	7.568	0.000
T32	3.469±1.043	2.477±1.058	7.614	0.000
T33	3.254±1.163	2.508±1.044	5.443	0.000

续表

条目	高分组	低分组	t值	p值
T34	3.654±0.921	2.200±0.952	12.517	0.000
T35	3.039±0.289	3.008±0.088	1.160	0.248
T36	3.646±0.939	3.362±0.980	10.789	0.000
T37	3.731±0.861	2.146±0.873	14.741	0.000
T38	3.592±0.921	2.277±0.889	11.715	0.000
T39	3.662±0.953	2.354±1.026	10.650	0.000
T40	3.715±0.865	2.223±0.950	13.241	0.000
T41	3.308±1.106	2.400±1.039	6.822	0.000
T42	3.239±1.091	2.323±0.942	7.241	0.000
T43	3.039±1.151	2.439±0.980	4.525	0.000
T44	3.331±1.130	2.431±0.996	6.813	0.000

（五）相关分析法筛选条目

本研究在通过计算保留下来的42个条目与量表总分的相关系数后，对条目进一步作了筛选，对相关系数小于0.3或差异无统计学意义的条目予以剔除。分析结果显示，42个条目与总分的相关系数均在0.5以上，且差异有统计学意义，故42个指标全部予以保留，如表4-9所示。

表4-9　　相关系数法筛选量表条目的结果及检验

条目	r值	p值	条目	r值	p值
T1	0.632	0.000	T11	0.528	0.000
T2	0.631	0.000	T12	0.470	0.005
T3	0.641	0.000	T13	0.530	0.000
T4	0.629	0.000	T14	0.542	0.000
T5	0.622	0.000	T15	0.545	0.000
T6	0.621	0.000	T16	0.522	0.000
T7	0.533	0.000	T17	0.535	0.000
T8	0.541	0.000	T18	0.577	0.000
T9	0.523	0.000	T19	0.501	0.000
T10	0.530	0.000	T20	0.532	0.000

续表

条目	r 值	p 值	条目	r 值	p 值
T21	0.545	0.000	T33	0.523	0.000
T22	0.519	0.000	T34	0.596	0.005
T23	0.537	0.000	T36	0.600	0.000
T24	0.559	0.000	T37	0.625	0.000
T25	0.541	0.000	T38	0.624	0.000
T26	0.499	0.000	T39	0.589	0.000
T28	0.521	0.000	T40	0.617	0.000
T29	0.515	0.000	T41	0.538	0.000
T30	0.530	0.000	T42	0.553	0.000
T31	0.538	0.000	T43	0.533	0.000
T32	0.530	0.000	T44	0.526	0.000

最终，在经过以上三种方法的筛选后，共计有 7 个维度及 42 个条目被保留下来，这样初期的量表就编制完毕，如表 4-10 所示。

表 4-10　　尘肺病患者自我管理初期量表条目及编码

编码	条目
A	症状管理维度
A1	无气促时自行进行呼吸训练
A2	有气促时按照医嘱服用激素、吸入支气管舒张剂等药物
A3	气促较明显时进行氧疗
A4	突然出现剧烈的咳嗽、咳痰、体温升高、胸痛、胸闷、呼吸困难、明显气促等时及时就医
A5	咳嗽咳痰时使用有效的方法清除呼吸道痰液(如有效的咳嗽法、胸部叩击法等)
A6	身体无水肿，痰较多、较稠时多喝水
B	疾病知识管理维度
B1	关注药物的不良反应、效果、剂量
B2	通过各种方式学习尘肺病相关知识
B3	与其他尘肺病患者交流疾病相关知识
C	不良嗜好管理维度
C1	严格执行戒烟的规定

续表

编码	条目
C2	严格执行限酒的规定
C3	饮食时严格执行限盐的规定
D	依从性管理
D1	自觉遵医嘱按时按量服药
D2	按照规定定期复查
D3	避免粉尘、烟雾和其他有害气体的吸入
D4	避免过度劳累
D5	流感期间，避免去公共场所
D6	避免吃过冷、硬、油腻及辛辣刺激性食品
E	日常生活管理维度
E1	饮食中增加新鲜蔬菜水果的摄入
E2	增加维生素 A 的摄入（如动物肝、肾、蛋黄）
E3	增加奶制品、瘦肉、豆制品和其他优质蛋白质的摄入
E4	根据身体状况调节运动
E5	进行全身康复锻炼（如散步、骑自行车、打太极拳等）
E6	根据天气变化及时增减衣服，预防感冒
E7	天冷时使用保暖设施提高温度
E8	经常开窗通风，避免对着风吹
E9	培养良好的睡眠习惯
F	情绪管理维度
F1	心情不好时，将注意力转移到其他想做的事情上
F2	有烦恼的事情向亲属或朋友倾诉，寻求帮助
F3	保持良好的情绪和乐观的精神状态
F4	从事自己喜欢的休闲娱乐（跳舞、打太极拳、听音乐、散步等）
F5	控制自己不向别人发脾气
G	自我管理效能维度
G1	当疾病加重时，您有多大信心可以找到解决的办法
G2	您有多大信心可以按照医生的要求去做

续表

编码	条目
G3	您有多大信心认为疾病带来的不适不影响您想做的事情
G4	您有多大信心进行有效的相关锻炼
G5	您有多大信心可以合理安排饮食
G6	您有多大信心可以杜绝不良嗜好
G7	您有多大信心在日常生活中照顾好自己预防并发症
G8	您有多大信心认为疾病带来的情绪压力不影响您的日常活动
G9	您有多大信心认为您可以做不同的事情和活动来调节情绪
G10	您有多大信心认为您可以乐观地看待尘肺病

三、量表的信度评价

信度主要用于评价量表的稳定性和一致性。本研究用三种常用方法检测量表的信度，分别为内部一致性信度检测、分半信度检测和重测信度检测。

（一）内部一致性信度检测

内部一致性信度用于检验量表间条目的一致性，如表 4-11 所示。总量表的克朗巴赫 α 系数为 0.872，7 个因子的克朗巴赫 α 系数在 0.703～0.804 之间。

（二）分半信度检测

各因子分半信度在 0.801～0.852 之间，总量表分半信度为 0.911，如表 4-11所示。

表 4-11　量表及各维度信度检验结果

项目	克朗巴赫 α 系数	分半信度
症状管理维度	0.704	0.818
疾病知识管理维度	0.703	0.829
不良嗜好管理维度	0.734	0.852
依从性管理	0.713	0.824
日常生活管理维度	0.804	0.848
情绪管理维度	0.722	0.801
自我管理效能维度	0.793	0.812
量表总分	0.872	0.911

（三）重测信度检测

对 40 位尘肺病患者在完成第一次测试后 14 天再次进行测量，计算各维度与总量表的重测信度系数，各维度前后两次得分的重测信度系数为 0.726～

0.923。总量表的重测信度为0.931，均具有统计学意义（$p<0.01$），这表明量表测量结果具有较好的跨时间稳定性，如表4-12所示。

表4-12　　量表及各维度重测信度检验结果

项目	重测信度	p值
症状管理维度	0.798	$p<0.01$
疾病知识管理维度	0.897	$p<0.01$
不良嗜好管理维度	0.923	$p<0.01$
依从性管理	0.814	$p<0.01$
日常生活管理维度	0.811	$p<0.01$
情绪管理维度	0.833	$p<0.01$
自我管理效能维度	0.726	$p<0.01$
量表总分	0.931	$p<0.01$

四、效度检验结果

（一）结构效度检验

1. 因子分析的适宜性检验

本研究采用主成分法提取共同的因子，对42个条目进行了探索性因子分析，从而探索出了量表间潜在的结构。在运用探索性因子分析前，首先对因子分析的适宜性作了KMO与Bartlett球形检验。KMO值越接近1，表示变量间共同因素越多，变量间相关系数越低，越适合作因子分析。Kaiser认为：KMO>0.9，作因子分析效果最理想；0.8<KMO<0.9，适合作因子分析；0.7<KMO<0.8，一般适合作因子分析；0.6<KMO<0.7，不太适合作因子分析；KMO<0.5，不宜作因子分析。本问卷KMO检验值为0.864，Bartlett检验有统计学意义，如表4-13所示，说明该组适合作因子分析。

表4-13　　因子分析的适宜性检测结果

Kaiser-Meyer-Olkin	取适当的值	0.864
Bartlett球形检验	近似卡方检验	8468.215
	自由度	861
	显著性	0.000

2. 第一次因子分析结果

共同性检验结果显示，42个条目的共同度均高于0.20，因此因子载荷量均高于0.45，表示各条目与共同因子间的关系较密切，如表4-14所示。

表 4-14　　第一次因子分析共同性检验结果

条目	共同度	条目	共同度
A1	0.909	E4	0.647
A2	0.831	E5	0.418
A3	0.846	E6	0.793
A4	0.712	E7	0.333
A5	0.799	E8	0.388
A6	0.727	E9	0.410
B1	0.836	F1	0.368
B2	0.602	F2	0.499
B3	0.529	F3	0.810
C1	0.684	F4	0.560
C2	0.555	F5	0.519
C3	0.530	G1	0.797
D1	0.558	G2	0.782
D2	0.753	G3	0.744
D3	0.517	G4	0.659
D4	0.485	G5	0.723
D5	0.527	G6	0.671
D6	0.478	G7	0.381
E1	0.602	G8	0.512
E2	0.339	G9	0.405
E3	0.508	G10	0.380

对 42 个条目采用主成分分析提取共同因子，条目间的相关系数大部分处于 0.5 左右，表明因子间的方差重叠在 10%以上，宜采用斜交转轴进行因子分析。该法允许因子间相关，用于大型数据的处理，正交转轴不能限制因子间彼此有相关存在的可能性。所以，本研究应用斜交转轴法加以旋转，在没有限定因子个数的条件下进行因子提取，获取了 11 个特征值大于 1 的因子，解释了 59.828%的变异(见表 4-14)。同时，还做了碎石检验，详见图 4-1、图 4-2。曲线开始变平的前一点被认为是提取的最大因子个数。从碎石检验可以看出，从第 7 个因子后坡度趋于平坦，这和最初的理论构想一致，故提取 7 个因子进行主成

分分析，累计方差贡献率为49.396%，详见表4-15至表4-18。此外，每个因子的最大载荷量均不小于0.4，且每个因子都至少包含3个条目。

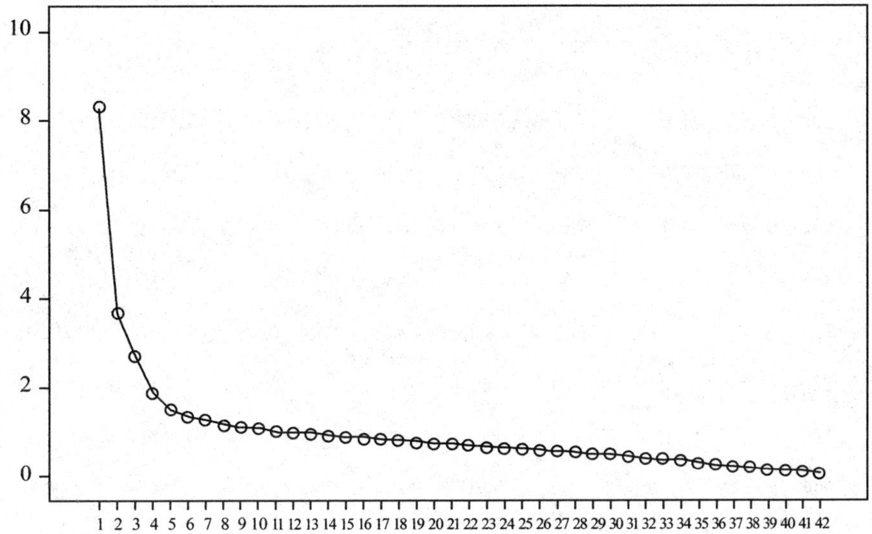

图4-1　对42个条目的碎石检验结果

表4-15　第一次因子分析抽取特征值大于1的因子解释总变异量

成分	初始特征值			转轴平方和负荷量		
	特征值	载荷量	累计载荷量	特征值	载荷量	累计载荷量
1	8.313	19.792	19.792	5.418	12.900	12.900
2	3.691	8.787	28.579	4.500	10.713	23.613
3	2.688	6.399	34.978	2.046	4.871	28.485
4	1.889	4.498	39.476	1.928	4.590	33.075
5	1.521	3.621	43.097	1.716	4.086	37.161
6	1.345	3.202	46.299	1.713	4.078	41.239
7	1.301	3.097	49.396	1.660	3.952	45.191
8	1.149	2.737	52.133	1.659	3.950	49.142
9	1.123	2.674	54.806	1.618	3.852	52.994
10	1.091	2.597	57.404	1.618	3.852	56.846
11	1.018	2.424	59.828	1.252	2.982	59.828

表 4-16　　第一次因子分析旋转后的结构矩阵

条目	主成分										
	1	2	3	4	5	6	7	8	9	10	11
A1	0.948	0.071	0.022	-0.009	0.050	-0.033	0.002	0.001	0.028	0.007	-0.035
A2	0.894	0.131	0.067	0.054	0.031	0.042	0.012	0.050	0.045	0.017	0.026
A3	0.902	0.085	0.094	0.021	0.027	0.005	0.079	0.011	0.042	0.073	-0.020
A4	0.800	0.088	0.116	0.086	0.116	0.136	-0.001	0.013	0.091	0.053	0.031
A5	0.884	0.072	-0.037	-0.031	0.032	-0.055	0.018	0.058	0.045	0.007	0.010
A6	0.833	0.055	0.075	0.042	0.018	0.034	0.088	0.033	0.062	0.094	-0.012
B1	0.139	0.125	0.208	0.840	0.061	0.096	0.101	0.078	0.149	0.002	0.027
B2	0.186	0.165	0.229	-0.187	0.197	-0.064	0.066	0.083	0.071	0.617	0.113
B3	0.097	0.081	-0.028	0.125	0.022	0.645	0.133	0.058	0.069	-0.227	-0.052
C1	0.019	-0.008	-0.013	-0.004	-0.013	-0.011	0.071	0.083	-0.009	0.127	0.810
C2	0.136	-0.010	0.108	0.040	-0.261	0.604	0.065	0.039	0.056	0.182	-0.222
C3	-0.251	0.054	-0.023	-0.010	0.179	0.547	0.149	-0.050	0.002	0.054	0.323
D1	0.044	0.002	0.170	-0.017	0.239	0.573	-0.312	-0.050	0.004	0.192	0.068
D2	0.140	0.102	0.146	0.088	0.095	0.055	0.246	0.783	0.057	0.047	0.058
D3	0.142	0.075	0.267	0.085	0.626	-0.005	0.011	0.101	0.025	0.042	0.085
D4	0.135	0.083	0.437	-0.143	0.159	0.070	0.352	0.066	0.276	-0.079	-0.092
D5	0.077	0.153	0.083	-0.022	0.673	0.042	0.127	0.076	0.042	0.109	-0.001
D6	0.390	0.105	0.493	0.116	-0.158	0.009	0.129	0.045	0.052	0.105	0.030
E1	0.074	0.086	-0.317	0.147	0.432	0.113	0.256	0.046	0.230	0.356	-0.144
E2	0.281	0.036	0.433	0.093	0.156	-0.053	0.074	0.037	0.142	0.039	0.189
E3	0.128	0.188	0.146	0.074	0.098	0.027	0.564	0.012	0.177	-0.022	0.263
E4	0.174	0.093	0.078	0.045	-0.033	0.121	-0.237	-0.033	0.672	0.214	0.173
E5	0.173	0.036	0.245	0.045	0.081	0.102	0.415	0.189	0.003	0.280	-0.188
E6	0.071	0.127	0.059	0.068	0.151	-0.017	-0.039	0.847	0.068	0.121	0.040
E7	0.160	0.074	0.083	-0.191	0.070	0.063	0.401	0.230	0.155	0.169	-0.100

续表

条目	主成分										
	1	2	3	4	5	6	7	8	9	10	11
E8	0.087	0.125	0.495	0.161	0.045	0.086	0.059	0.016	0.157	0.235	0.019
E9	0.039	0.091	0.578	0.172	0.156	0.032	0.007	0.017	−0.005	0.090	−0.047
F1	0.119	0.147	0.062	0.225	0.083	0.161	0.284	0.035	0.135	0.406	−0.095
F2	0.152	0.072	0.407	−0.358	0.319	−0.008	0.113	0.210	0.133	0.006	0.014
F3	0.123	0.127	0.153	0.851	0.045	0.050	0.084	0.090	0.101	0.012	−0.005
F4	0.161	0.132	0.208	0.103	0.041	0.065	0.042	0.091	0.034	0.641	0.188
F5	0.071	0.043	0.110	0.098	0.054	0.042	0.679	0.069	−0.089	0.099	0.048
G1	0.030	0.889	−0.021	0.017	0.026	0.002	−0.004	−0.002	0.066	−0.001	−0.012
G2	0.091	0.857	0.133	0.072	0.097	0.051	0.010	0.030	0.011	0.017	0.051
G3	0.063	0.853	0.038	−0.009	−0.008	0.005	0.031	0.002	−0.027	0.093	0.030
G4	0.143	0.765	0.008	0.039	0.153	0.014	0.036	0.090	0.124	−0.047	−0.044
G5	0.100	0.828	0.081	0.102	0.069	0.004	0.058	0.009	0.023	0.043	−0.013
G6	0.109	0.769	0.086	−0.021	−0.064	0.051	0.084	0.089	0.144	0.133	−0.006
G7	0.136	0.087	0.048	0.014	0.231	0.236	−0.030	0.168	0.411	0.050	−0.243
G8	0.175	0.184	0.128	0.096	−0.027	−0.031	0.085	0.083	0.625	0.103	−0.069
G9	0.059	0.103	0.082	0.088	0.204	0.033	0.188	0.040	0.535	−0.106	−0.004
G10	0.191	0.128	0.403	−0.103	−0.002	0.150	0.101	0.235	−0.020	−0.271	0.161

3. 第二次因子分析结果

根据上述分析，限定主成分数目为7后进行第二次因子分析，提取的7个主成分能解释49.396％变异，详见表4-17。其中，第一主成分包含A1～A6共6个条目，可以命名为“症状管理”；第二主成分包含B1～B3共3个条目，可以命名为“疾病知识管理”；第三主成分包含C1～C3共3个条目，可以命名为“不良嗜好管理”；第四主成分包含D1～D6共6个条目，可以命名为“依从性管理”；第五主成分包含E1～E6共6个条目，可以命名为“日常生活管理”；第六主成分包含F1～F5共5个条目，可以命名为“情绪管理”；第七主成分包含G1～G10共10个条目，可以命名为“自我管理效能”。

表 4-17　第二次因子分析抽取特征值大于 1 的因子解释总变异量

成分	初始特征值			转轴平方和负荷量		
	特征值	载荷量	累计载荷量	特征值	载荷量	累计载荷量
1	8.313	19.792	19.792	5.126	12.205	12.205
2	3.691	8.787	28.579	4.314	10.272	22.477
3	2.688	6.399	34.978	3.994	9.509	31.986
4	1.889	4.498	39.476	2.008	4.781	36.767
5	1.521	3.621	43.097	1.892	4.506	41.272
6	1.345	3.202	46.299	1.738	4.138	45.410
7	1.301	3.097	49.396	1.674	3.986	49.396

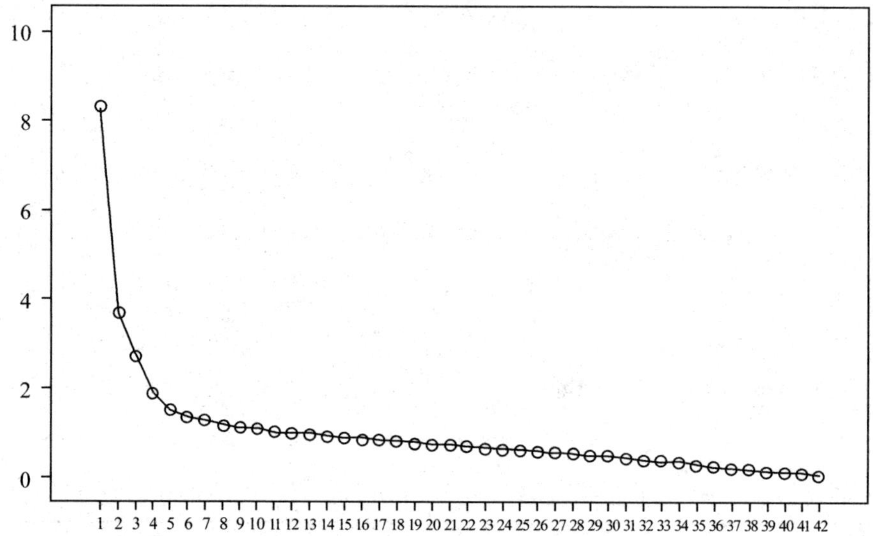

图 4-2　对 42 个条目的碎石检验结果

表 4-18　第二次因子分析旋转后的结构矩阵

条目	主成分						
	1	2	3	4	5	6	7
A1	0.837						
A2	0.776						
A3	0.688						
A4	0.679						

续表

条目	主成分						
	1	2	3	4	5	6	7
A5	0.668						
A6	0.716						
B1		0.573					
B2		0.624					
B3		0.731					
C1			0.655				
C2			0.489				
C3			0.564				
D1				0.644			
D2				0.569			
D3				0.713			
D4				0.538			
D5				0.614			
D6				0.702			
E1					0.611		
E2					0.537		
E3					0.708		
E4					0.638		
E5					0.589		
E6					0.673		
E7					0.644		
E8					0.682		
E9					0.578		
F1						0.625	
F2						0.701	
F3						0.589	
F4						0.644	

续表

条目	主成分						
	1	2	3	4	5	6	7
F5						0.639	
G1							0.633
G2							0.709
G3							0.622
G4							0.652
G5							0.613
G6							0.583
G7							0.647
G8							0.573
G9							0.690
G10							0.518

4.相关分析结果

各因子间及因子与总量表的相关性分析表明，各因子间 Pearson 相关系数为 0.304～0.677，表示中低度相关；各因子与总分的相关系数为 0.654～0.821，均具有统计学意义（$p<0.01$），为中高度相关。这表明各因子与总体概念一致，7 个因子既方向一致，又有所差异，因而不可互相替代，如表 4-19 所示。

表 4-19　量表各因子与总分的相关矩阵

项目	症状管理	疾病知识管理	不良嗜好管理	依从性管理	日常生活管理	情绪管理	自我管理效能	量表总分
症状管理	1							
疾病知识管理	0.309	1						
不良嗜好管理	0.389	0.333	1					
依从性管理	0.379	0.471	0.316	1				
日常生活管理	0.386	0.539	0.304	0.632	1			
情绪管理	0.324	0.548	0.330	0.531	0.677	1		
自我管理效能	0.397	0.389	0.389	0.411	0.462	0.405	1	
量表总分	0.654	0.657	0.677	0.751	0.821	0.722	0.734	1

（二）效标关联效度

1. 尘肺病患者自我管理量表与慢性病自我效能量表的相关性

以慢性病自我效能量表与尘肺患者自我管理量表作 Pearson 相关分析，各因子相关系数在 0.254～0.696 之间，其中多项与自我效能因子显著相关，相关系数为 0.696，总分之间的相关系数为 0.556，呈现高相关性，均具有统计学意义（$p<0.05$），如表 4-20 所示。

表 4-20　尘肺患者自我管理量表与慢性病自我效能量表的相关性

项目	相关系数	p 值
症状管理维度	0.445	$p<0.05$
疾病知识管理维度	0.254	$p<0.05$
不良嗜好管理维度	0.517	$p<0.05$
依从性管理	0.462	$p<0.05$
日常生活管理维度	0.478	$p<0.05$
情绪管理维度	0.528	$p<0.05$
自我管理效能维度	0.696	$p<0.05$
量表总分	0.556	$p<0.05$

2. 慢性病自我管理行为量表与尘肺患者自我管理量表的相关性

慢性病自我管理行为量表与尘肺患者自我管理量表各因子总分的相关系数在 0.362～0.622 之间，自我管理行为总分与量表的总分相关系数为 0.641，均具有统计学意义（$p<0.05$），如表 4-21 所示。

表 4-21　慢性病自我管理行为量表与尘肺患者自我管理量表的相关性

项目	运动锻炼	认知性症状管理实践	与医生沟通	量表总分
症状管理维度	0.362	0.423	0.512	0.489
疾病知识管理维度	0.397	0.476	0.601	0.521
不良嗜好管理维度	0.423	0.392	0.437	0.556
依从性管理	0.501	0.437	0.449	0.534
日常生活管理维度	0.445	0.501	0.456	0.537
情绪管理维度	0.428	0.544	0.398	0.543
自我管理效能维度	0.528	0.576	0.448	0.589
量表总分	0.576	0.572	0.507	0.641

五、量表的可接受性

可行性分析主要考察量表是否容易被人接受和调查对象完成量表的质量，常用量表的接受率、完成时间及完成率来衡量。本研究发放问卷 500 份，回收 480 份，回收率为 96.0％，可见量表的接受率较好。完成率为调查对象完成量表的比例，通常要求大于 85％，本研究所有的问卷是调查者以面对面的形式调查的，医生也给予了支持，患者配合度较高，完成率为 100％。一般调查对象完成问卷的时间应控制在 20 分钟以内，本次调查尘肺病患者完成量表的平均时间为 18 分钟，故量表的可接受性较好。

下篇

尘肺病患者自我管理测评的实证研究

第五章　背景概述

第一节　研究背景

一、职业病危害已成为重大的公共卫生及社会问题

作为社会群体的一员，职业人群面临着与一般人群相同的公共卫生问题的挑战，而作为某一特定职业的群体，又面临着诸多职业相关因素的威胁，故职业人群面临着双重的健康问题，职业病就是其中较为严重的问题之一。职业病防治工作事关亿万劳动者的健康，关系到经济的可持续发展和社会的和谐稳定。我国党和政府高度重视职业病防治工作，政策法规体系逐步完善，职业病防治体系逐步完善，但粗放型的经济增长模式以及我国职业病防治工作的积弱使得职业病发病人数不断增多，职业病防治形势日益严峻，突出表现在以下几个方面：

(1)职业病危害接触人数、职业病发患者数、职业病患者死亡人数均居世界第一位。据不完全统计，我国涉及有毒有害作业的企业超过1600万家，接触职业病危害因素的人数超过2亿。2015年，我国新发职业病患者人数达3万人，截至2015年，我国累计报告职业病患者已超过90万例，死亡15万多例。同时，由于我国职业健康监护的覆盖率仅为10%，因此现有的职业病例报告数字显然并不能反映全部实际情况，仅仅是“冰山一角”。

(2)职业病危害分布行业广，涉及煤炭、冶金、有色金属等30多个行业，尤其是在一些中小企业，劳动保护条件差，职业病危害尤为严重。而在我国，中小企业占企业总数的90%以上。据统计，2015年我国50%的尘肺病例与66.74%的急性职业中毒事件发生在中小企业。

(3)严重的职业病没有得到有效控制，尘肺病依然是最严重的职业病。据

统计,2015 年,我国报告尘肺病例数占职业病报告总例数的比例将近 90%,急性职业中毒的病例数仍居高不下。

(4)劳动者流动性强,给我国职业病防治工作增添了更大的难度。我国流动人口众多,约有 2.5 亿农村外出务工人员,其中约 60%就业于职业健康风险高的行业。近年来,农民工职业病发患者数占总发患者数的 80%以上,已成为职业病的高发群体。

(5)职业病危害造成的经济损失和社会影响非常严重。据世界卫生组织专家估计,职业病危害所造成的经济损失相当于全球 GDP 的 4%,我国每年因职业病危害产生的直接经济损失达 1000 亿元,间接经济损失达 2000 亿元。

因此,职业病危害已成为严重的公共卫生问题及社会问题。

二、尘肺病是最严重的一种职业病

尘肺病是由于劳动者在职业活动中长期吸入生产性粉尘并在肺内滞留而引起的以肺组织弥漫性纤维化为主要特征的全身性疾病。新中国成立以来,尘肺病已成为危害我国劳动者健康的职业病中最严重的一种。卫生部公布的数据显示,仅 2015 年一年我国新发职业病患者人数就将近 3 万人,其中接近 90%是尘肺病患者。而且,尘肺病一旦发生便呈进行性发展,不仅危害患者的健康,降低其劳动能力和生活质量,而且还会给国家造成巨大的经济损失。

三、尘肺病的治疗急需自我管理措施

慢性疾病是一种长期性的、渐进的、进行性的正常的生理功能降低,它不仅给患者带来身体上的伤害,而且还带来心理上的冲击,因此需对患者进行干预,进行合适的理论指导。有效的自我管理不仅可以帮助患者监测自己的病情,提高其对生活质量的满意度,而且还可以对其行为和情绪进行调节。

作为典型的慢性非传染性疾病,尘肺病也需要有效的自我管理措施。而且,尘肺病还具备一些内在的特点:尘肺病可以预防,但尚无有效的根治手段;到目前为止,尘肺病仍然缺乏特别有效的治疗手段,现有的治疗手段仅能在一定程度上延缓其发展。有学者认为,自我管理教育可改善煤工尘肺患者的自我管理能力,促进患者康复。尘肺病的治疗必须重视患者长期的自我管理、预防和控制其他并发症。

四、尘肺病患者自我管理水平的测评急待解决

对尘肺病患者自我管理水平进行确定有利于明确薄弱环节,而对自我管理

影响因素的分析有利于确定需要干预的重点人群。任何政策或干预项目的实施都必须首先确定需要干预的重点人群，从而做到有的放矢。基于此，本研究在确定了尘肺病患者自我管理水平的基础上，探索了对其产生影响的关键因素，从而确定了需要干预的重点人群，为进一步采取针对性的干预措施提供了依据。

第二节　研究目的及意义

基于上述背景，本研究旨在了解尘肺病患者自我管理的现状，从而为相关部门采取针对性的干预措施提供客观依据。具体目标为：

(1)了解尘肺病患者的基本特征。

(2)了解尘肺病患者自我管理的现状，包括自我管理行为及自我管理效能两方面。

(3)确定影响尘肺病患者自我管理水平的主要因素。

(4)提出针对性的政策建议与措施，为相关部门采取干预措施提供依据。

第三节 资料来源与方法

一、资料来源

本研究的资料分为常规资料以及现场调查的资料，其来源分述如下：

(一)常规资料的来源

1. 统计资料

统计资料来源于《H 省统计年鉴 2015》《H 省卫生统计年鉴 2015》、H 省统计信息网、H 省以及样本地区职业病防治规划实施报表等。

2. 文献资料

本研究利用中国期刊全文数据库、中文科技期刊数据库和万方数据库等数据库，以“尘肺病”“职业病”“自我管理”“影响因素”等词语为关键词进行检索；通过 PubMed 以及 Google 等搜索工具检索了相关的国外文献资料。

(二)现场调查资料的来源

1. 样本地区的确定

本研究采用分层随机抽样的方式，按照经济发展水平的高低，将 H 省地市级行政区域划分为高、中、低三类，分别从经济水平高的地区选择 H1 和 H2 两市，从经济水平中等的地区选择 M1 和 M2 两市，从经济水平低的地区选择 L1 和 L2 两市，共计 6 个地级市为样本地区。

2. 样本人群的确定

样本人群为明确诊断为尘肺病的患者。

纳入标准：①尘肺病患者的诊断均符合 2015 年修订的《职业性尘肺病的诊断 GBZ 70－2015》；②年龄在 18 岁以上；③能正确应答且能回答问题，能独立或通过研究者帮助填写所需研究问卷；④同意参加本研究。

剔除标准：①患者患有精神异常及智力障碍者；②患者本人要求终止和极度不合作者；③体质过分虚弱，不能完成问卷者；④神志不清、不合作、语言表达不清者；⑤伴神经系统疾病或严重躯体功能损害，如四肢活动障碍影响正常生活及工作。

3. 样本量的确定

编制量表时，预试对象人数以问卷中包括最多条目的“分量表”的 3～5 倍人数为原则。学者 Tinsley 建议，进行因子分析时，每个条目与预试样本数的比例为 1∶5～1∶10 之间，如果受试者总数在 300 人以上时，这个比例便不太重要；另一位学者 Comrey 也认为量表条目数与预试人数比例约为 1∶5 较为适宜。本研究拟建立的尘肺病患者自我管理量表需要进行因子分析，预试条目数为 49，根据条目数与预试人数比例为 1∶8，考虑到一定的失访率，暂定样本含量为 500 人。

4. 调查方法

本研究采用自制的量表及问卷，对选取的样本人群进行了面对面的访谈，调查工具包括尘肺病患者基本特征调查问卷及自我管理测评量表，前者主要是对尘肺病患者的社会人口学等特征进行描述，后者是利用编制的量表测评尘肺病患者的自我管理水平。同时，为了确定尘肺病患者自我管理水平的影响因素，也对尘肺病患者的抑郁情况、社会支持情况以及生活质量进行了调查。

(1)抑郁情况：本研究采用 Zung 氏抑郁自评量表(SDS)进行测评。该量表含有 20 个反映抑郁主观感受的项目，每个项目按症状出现的频度分为四级评分，总分最低为 20 分，最高为 80 分，其中 12 个为正向评分，8 个为反向评分。

(2)社会支持情况：本研究采用肖水源等编制的社会支持评定量表(SSRS)进行测评。该量表共 10 个条目，包括客观支持(3 条)、主观支持(4 条)和对社会支持的利用度(3 条)3 个维度。具体评定方法：①总分：10 个条目计分之和，总分最高为 66 分；②客观支持分：第 2、6、7 条评分之和，最高总分为 22 分；

③主观支持分:第 1、3、4、5 条评分之和,总分最高为 32 分;④对支持的利用度:第 8、9、10 条,总分最高为 12 分。

(3)生活质量:本研究采用蔡映云等改编的生活质量评分表。该量表共 35 个条目,每个条目的得分为 1～4 分,总分为(35～140 分),分数越高,表示生活质量越差。分量表记分包括:①日常生活能力(13 个条目),计分范围为 13～52 分;②社会活动状况(7 个条目),计分范围为 7～28 分;③抑郁心理症状(8 个条目),计分范围为 8～40 分;④焦虑心理症状(7 个条目),计分范围为 7～28 分。计算总分时,需将分量表各条目反向记分。

二、资料分析方法

将原始数据资料进行编码整理后,全部输入计算机,用 Access 建立数据库,在进行逻辑分析和处理后,用统计软件 SPSS17.0 进行数据分析。研究所采取的分析方法如下:

(一)一般描述性分析

此法主要用来描述尘肺病患者的基本特征及自我管理的现状,前者主要是分析社会人口学特征、家庭因素以及其他一些因素等;后者主要是描述尘肺病患者的自我管理水平等。对于数值变量,如服从正态分布则采用均数进行描述,如不服从正态分布则采用中位数进行描述;对于分类变量则采用"率"或"构成比"进行描述。

(二)单因素分析

为探讨样本人群的基本特征与自我管理水平的关系,本研究首先进行了单因素分析,统计分析方法包括 t/F 检验等。

(三)多因素分析

本研究对单因素分析结果中有显著水平的因素进一步进行了多因素 logistic 回归分析,分别建立了这些因素与尘肺病患者自我管理水平及各维度水平的回归模型。本研究采取的回归模型为二分类 logistic 回归模型。

(四)结构方程模型

结构方程模型是基于变量的协方差矩阵来分析变量之间关系的一种统计方法,实际上是一般线性模型的拓展,包括因子模型与结构模型,体现了传统路径分析与因子分析的完美结合,其包含的变量分为以下几类:

(1)观测变量:可直接测量的变量。

(2)潜变量:亦称"隐变量",是无法直接观测并测量的变量。潜变量需要通过设计若干指标间接加以测量。

(3)外生变量:是指那些在模型或系统中只起解释变量作用的变量。它们在模型或系统中,只影响其他变量,而不受其他变量的影响。

(4)内生变量:是指那些在模型或系统中受模型或系统中其他变量(包括外生变量和内生变量)影响的变量,它们也可以影响其他变量。

结构方程模型示意图如图 5-1 所示:观测变量通常用长方形或正方形表示,外生观测变量用 x 表示,内生观测变量用 y 表示;潜变量用椭圆或圆形表示,外生潜变量通常用 ξ 表示,内生潜变量通常用 η 表示;δ 表示外生观测变量 x 的误差,ε 表示内生观测变量 y 的误差。结构方程模型通常包括 3 个矩阵方程式:$Y_3=\lambda Y_{31}\eta_1+\varepsilon_3$。因此,本研究利用结构方程模型对尘肺病患者自我管理行为的形成性进行了分析,建立了生存质量、社会支持以及行为之间的结构方程模型,以确定尘肺病患者自我管理水平的影响因素。

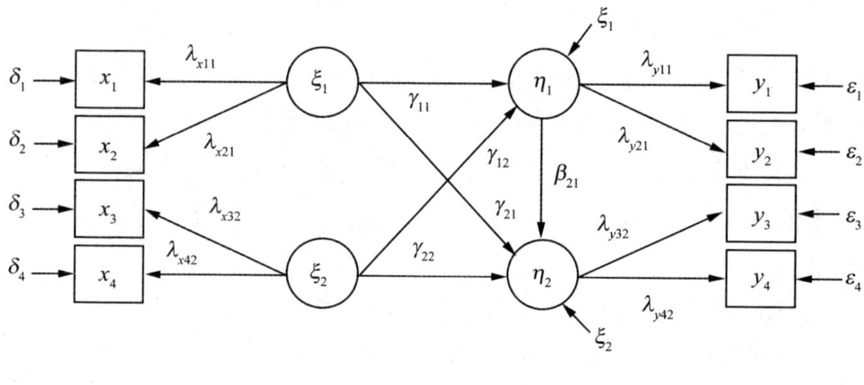

图 5-1　结构方程模型示意图

三、研究技术路线

本研究的技术路线如图 5-2 所示。

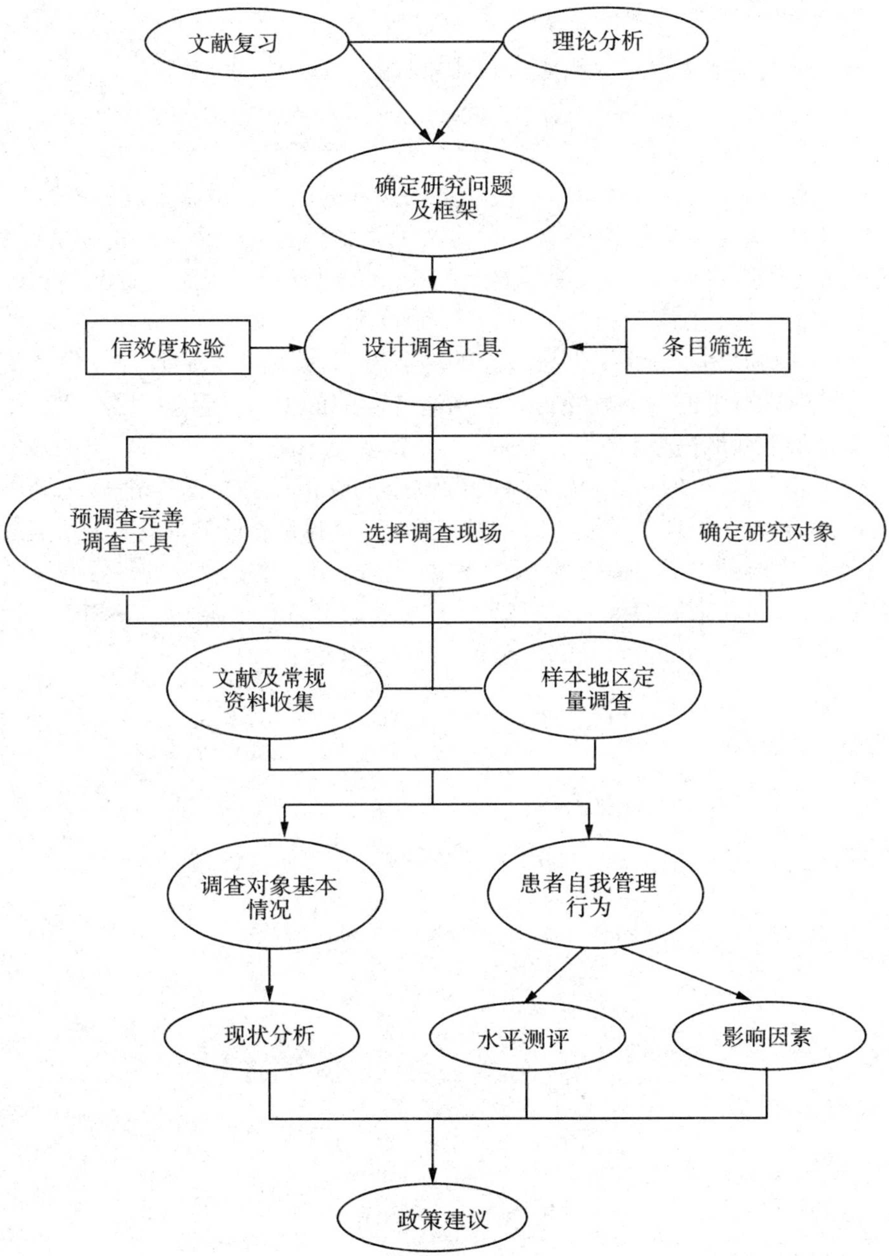
文献复习
理论分析
确定研究问题及框架
信效度检验
设计调查工具
条目筛选
预调查完善调查工具
选择调查现场
确定研究对象
文献及常规资料收集
样本地区定量调查
调查对象基本情况
患者自我管理行为
现状分析
水平测评
影响因素
政策建议

图 5-2　研究技术路线图

四、质量控制

本研究主要采取以下措施进行质量控制：

(1)预调查：正式调查开始前，课题组研究人员在济南市槐荫区进行了预调查，根据调查中出现的问题修改了调查表、调整了实施方案。调查表中重要的指标均有明确的定义和标准，以便让被调查者准确地理解调查表的内容。

(2)对调查人员的培训：调查员由泰山医学院公共卫生学院的研究生组成，统一进行了严格培训，意在使其熟悉问卷涉及的有关内容及进行问卷访谈的技巧。

(3)现场协调：为保证调查工作的顺利进行，课题组与调查现场的相关卫生行政部门进行了充分沟通并得到了当地各部门的大力协助和配合，从而使调研工作有条不紊地进行。

(4)调查数据的核查：当天所有的调查问卷由质量审核组进行质量审查并编码，对问卷中出现的问题及时进行反馈，这对调查质量的提升有很大帮助。

(5)资料录入、整理阶段的质量控制：用 Epidata3.1 软件进行数据录入并建立数据库，问卷采取双录入以保证数据录入的准确性。利用 SPSS17.0 软件对数据库进行逻辑分析，对缺漏项及逻辑不符合项进行修正。

第六章　自我管理现状分析

第一节　症状管理水平描述

本研究制定的量表中，尘肺病患者症的状管理水平包括 6 个条目，分别为：无气促时自行进行呼吸训练（A1）；有气促时按照医嘱服用激素、吸入支气管舒张剂等药物（A2）；气促较明显时进行氧疗（A3）；突然出现剧烈的咳嗽、咳痰、体温升高、胸痛、胸闷、呼吸困难、明显气促等时及时就医（A4）；咳嗽咳痰时使用有效的方法清除呼吸道痰液（A5）；身体无水肿，痰较多、较稠时多喝水（A6）。每个条目 1～5 分，症状管理维度总分值为 30 分。调查结果显示，尘肺病患者症状管理水平测评分数为 17.83±5.56，说明尘肺病患者症状管理水平总体偏低。

一、条目一测评情况分析

具体到每个具体条目，条目“无气促时自行进行呼吸训练”的测评分数为 2.98±1.04，总体水平较低。41.7％的患者在无气促时几乎不进行呼吸训练，40.2％的患者经常进行呼吸训练，仅 3.1％的患者总是进行呼吸训练，3.5％的患者从不进行呼吸训练。如表 6-1 所示。

二、条目二测评情况分析

条目“有气促时按照医嘱服用激素、吸入支气管舒张剂等药物” 的测评分数为 3.00±1.06，总体水平较低。37.7％的患者在气促时几乎不按照医嘱服用药品，39.6％的患者经常按照医嘱服用药品，仅 3.8％的患者总是按照医嘱服用药品，4.8％的患者从不按照医嘱服用药品。如表 6-1 所示。

三、条目三测评情况分析

条目“气促较明显时进行氧疗”的测评分数为 2.92±1.06，总体水平较低。

38.5%的患者在气促较明显时几乎不进行氧疗，36.9%的患者在气促较明显时经常进行氧疗，仅3.1%的患者在气促较明显时总是进行氧疗，而高达6.5%的患者在气促较明显时从不进行氧疗。如表6-1所示。

四、条目四测评情况分析

条目“突然出现剧烈的咳嗽、咳痰、体温升高、胸痛、胸闷、呼吸困难、明显气促等时及时就医”的测评分数为2.93±1.00，总体水平较低。37.1%的患者在出现明显症状时几乎不及时就医，30.8%的患者在出现明显症状时经常及时就医，仅4.0%的患者总是能够及时就医，还有4.4%的患者在出现明显症状时从不及时就医。如表6-1所示。

五、条目五测评情况分析

条目“咳嗽咳痰时使用有效的方法清除呼吸道痰液”的测评分数为3.04±1.01，总体水平较低。39.6%的患者咳嗽咳痰时几乎不清除痰液，40.8%的患者咳嗽咳痰时经常会清除痰液，仅3.5%的患者总是会清除痰液，2.1%的患者从不清除痰液。如表6-1所示。

六、条目六测评情况分析

条目“身体无水肿，痰较多、较稠时多喝水”的测评分数为2.96±1.05，总体水平较低。37.9%的患者几乎不多喝水，37.3%的患者经常多喝水，而3.8%的患者总是在需要时多喝水。如表6-1所示。

表6-1　　症状管理维度各条目得分情况

条目	各分值被选择频率(%)					平均值
	1分	2分	3分	4分	5分	
A1	3.5	41.7	11.5	40.2	3.1	2.98±1.04
A2	4.8	37.7	14.2	39.6	3.8	3.00±1.06
A3	6.5	38.5	15.0	36.9	3.1	2.92±1.06
A4	4.4	37.1	23.8	30.8	4.0	2.93±1.00
A5	2.1	39.6	14.0	40.8	3.5	3.04±1.01
A6	5.2	37.9	15.8	37.3	3.8	2.96±1.05

第二节　疾病知识管理水平描述

本研究制定的量表中，尘肺病患者疾病知识管理水平包括3个条目，分别为:关注药物的副作用、效果、剂量(B1);通过各种方式学习尘肺病相关知识(B2);与其他尘肺病患者交流疾病相关知识(B3)。每个条目 1～5 分,因此,疾病知识管理维度总分值为 15 分。而调查结果显示,尘肺病患者疾病知识管理水平测评分数为 8.67±1.88,说明尘肺病患者疾病知识管理水平总体偏低。

一、条目一测评情况

条目"关注药物的副作用、效果、剂量"的测评分数为 2.89±1.06,总体水平较低。仅 3.5%的患者总是对药物的副作用、效果及剂量进行关注,34.4%的患者经常关注,而 41.3%的患者几乎不关注药物的副作用、效果及剂量,甚至有 5.6%的患者从不对这些知识进行关注。如表 6-2 所示。

二、条目二测评情况

条目"通过各种方式学习尘肺病相关知识"的测评分数为 2.93±1.05,总体水平较低。仅 3.1%的患者总是通过各种方式学习尘肺病相关知识,37.1%的患者经常通过各种方式学习尘肺病相关知识,而 39.6%的患者几乎不学习相关知识,甚至有 5.2%的患者从不学习相关知识。如表 6-2 所示。

三、条目三测评情况

条目"与其他尘肺病患者交流疾病相关知识"的测评分数为 2.84±1.01,总体水平较低。仅 1.3%的患者总是与其他尘肺患者交流疾病相关知识,而 42.7%的患者几乎不与其他尘肺患者交流疾病相关知识。如表 6-2 所示。

表 6-2　疾病知识管理维度各条目得分情况

条目	各分值被选择频率(%)					平均值
	1 分	2 分	3 分	4 分	5 分	
B1	5.6	41.3	15.2	34.4	3.5	2.89±1.06
B2	5.2	39.6	15.0	37.1	3.1	2.93±1.05
B3	5.4	42.7	15.2	35.4	1.3	2.84±1.01

第三节　不良嗜好管理情况描述

本研究制定的量表中,尘肺病患者不良嗜好管理水平包括 3 个条目,分别为:严格执行戒烟的规定(C1);严格执行限酒的规定(C2);饮食时严格执行限盐的规定(C3)。每个条目 1～5 分,因此,不良嗜好管理维度总分值为 15 分,而调查结果显示,尘肺病患者不良嗜好管理水平测评分数为 8.62±1.86,说明尘肺病患者不良嗜好管理水平总体偏低。

一、条目一测评情况

条目“严格执行戒烟的规定”的测评分数为 2.87±0.99，总体水平较低。仅 1.0%的尘肺病患者严格执行戒烟的规定，而 42.3%的患者几乎不执行戒烟的规定，甚至有 4.4%的患者从不执行戒烟的规定。如表 6-3 所示。

二、条目二测评情况

条目“严格执行限酒的规定”的测评分数为 2.86±1.01，总体水平较低。仅 1.3%的尘肺病患者严格执行限酒的规定，而 42.1%的患者几乎不执行限酒的规定，甚至有 5.4%的患者从不执行限酒的规定。如表 6-3 所示。

三、条目三测评情况

条目“饮食时严格执行限盐的规定”的测评分数为 2.90±1.04，总体水平较低。仅 0.8%的尘肺病患者严格执行限盐的规定，而 37.9%的患者几乎不执行限盐的规定，甚至有 6.9%的患者从不执行限盐的规定。如表 6-3 所示。

表 6-3 疾病知识管理维度各条目得分情况

条目	各分值被选择频率(%)					平均值
	1分	2分	3分	4分	5分	
C1	4.4	42.3	16.5	35.8	1.0	2.87±0.99
C2	5.4	42.1	15.2	36.0	1.3	2.86±1.01
C3	6.9	37.9	14.8	39.6	0.8	2.90±1.04

第四节 依从性管理情况描述

本研究制定的量表中，尘肺病患者依从性管理水平包括 6 个条目，分别为：自觉遵医嘱按时按量服药(D1)；按照规定定期复查(D2)；避免粉尘、烟雾和其他有害气体的吸入(D3)；避免过度劳累(D4)；流感期间避免去公共场所(D5)；避免吃过冷、硬、油腻及辛辣刺激性食品(D6)。每个条目 1～5 分，因此，不良嗜好管理维度总分值为 30 分，而调查结果显示，尘肺病患者依从性管理水平测评分数为 17.65±3.37，说明尘肺病患者依从性管理水平总体偏低。

一、条目一测评情况

条目“自觉遵医嘱按时按量服药”的测评分数为 2.91±1.01，总体水平偏低。仅1.5%的尘肺病患者总是遵照医嘱按时按量服药，而40.4%的尘肺病患者基本不遵照医嘱按时按量服药，甚至有4.6%的尘肺病患者从不遵照医嘱按时按量服药。如表6-4所示。

二、条目二测评情况

条目"按照规定定期复查"的测评分数为2.87±1.05，总体水平偏低。仅3.5%的尘肺病患者总是按照规定定期复查，而42.3%的尘肺病患者几乎不按照规定定期复查，甚至有5.4%的尘肺病患者从不按照规定定期复查。如表6-4所示。

三、条目三测评情况

条目"避免粉尘、烟雾和其他有害气体的吸入"的测评分数为3.01±1.00，总体水平偏低。仅3.1%的尘肺病患者总是能够避免粉尘、烟雾和其他有害气体的吸入，而40.0%的尘肺病患者几乎不会刻意避免粉尘、烟雾和其他有害气体的吸入，甚至有2.3%的尘肺病患者从不设法避免粉尘、烟雾和其他有害气体的吸入。如表6-4所示。

四、条目四测评情况

条目"避免过度劳累"的测评分数为2.98±1.05，总体水平较低。仅3.1%的尘肺病患者总是能做到避免过度劳累，而38.8%的尘肺病患者几乎不能做到避免过度劳累，甚至有4.8%的尘肺病患者总是做不到避免过度劳累。如表6-4所示。

五、条目五测评情况

条目"流感期间避免去公共场所"的测评分数为3.00±1.00，总体水平较低。仅3.1%的尘肺病患者总是能做到避免在流感期间去公共场所，而40.2%的尘肺病患者几乎不能做到避免在流感期间去公共场所，甚至有2.1%的尘肺病患者从来做不到避免在流感期间去公共场所。如表6-4所示。

六、条目六测评情况

条目"避免吃过冷、硬、油腻及辛辣刺激性食品"的测评分数为2.89±1.03，总体水平较低。仅3.1%的尘肺病患者总是能做到不吃过冷、硬、油腻及辛辣刺激性食品，而40.8%的尘肺病患者几乎做不到不吃过冷、硬、油腻及辛辣刺激性食品，甚至有5.0%的尘肺病患者总是做不到不吃过冷、硬、油腻及辛辣刺激性食品。如表6-4所示。

表 6-4　　依从性管理维度各条目得分情况

条目	各分值被选择频率(%)					平均值
	1 分	2 分	3 分	4 分	5 分	
D1	4.6	40.4	16.0	37.5	1.5	2.91±1.01
D2	5.4	42.3	15.6	33.1	3.5	2.87±1.05
D3	2.3	40.0	15.6	39.0	3.1	3.01±1.00
D4	4.8	38.8	13.8	39.6	3.1	2.98±1.05
D5	2.1	40.2	16.7	37.9	3.1	3.00±1.00
D6	5.0	40.8	17.3	33.8	3.1	2.89±1.03

第五节　日常生活管理情况描述

本研究制定的量表中，尘肺病患者日常生活管理水平包括 9 个条目，分别为：饮食中增加新鲜蔬菜水果的摄入(E1)；增加维生素 A 的摄入(E2)；增加奶制品、瘦肉、豆制品和其他优质蛋白质的摄入(E3)；根据身体状况调节运动(E4)；进行全身康复锻炼(E5)；根据天气变化及时增减衣服，预防感冒(E6)；天冷时使用保暖设施提高温度(E7)；经常开窗通风，避免对着风吹(E8)；培养良好的睡眠习惯(E9)。每个条目 1～5 分，因此，不良嗜好管理维度总分值为 45 分，而调查结果显示，尘肺病患者日常生活管理水平测评分数为 26.56±4.59，说明尘肺病患者日常生活管理水平总体偏低。

一、条目一测评情况

条目“饮食中增加新鲜蔬菜水果的摄入”的测评分数为 2.90±0.99，总体水平较低。仅 2.5%的尘肺病总是能做到增加新鲜蔬菜水果的摄入，而 43.3%的尘肺病患者几乎不会这样做，甚至有 2.9%的尘肺病患者从不刻意这样做。如表 6-5 所示。

二、条目二测评情况

条目“增加维生素 A 的摄入”的测评分数为 2.94±1.04，总体水平较低。仅 2.7%的尘肺病患者总是能做到增加维生素 A 的摄入，而 39.4%的尘肺病患者几乎做不到增加维生素 A 的摄入，甚至有 5.0%的尘肺病患者从不刻意增加对维生素 A 的摄入。如表 6-5 所示。

三、条目三测评情况

条目“增加奶制品、瘦肉、豆制品和其他优质蛋白质的摄入”的测评分数为3.01±1.00,总体水平较差。仅3.1%的尘肺病患者总是会增加优质蛋白质的摄入,而37.1%的尘肺病患者几乎不会刻意增加优质蛋白质的摄入,甚至有4.8%的尘肺病患者从不刻意增加对优质蛋白质的摄入。如表6-5所示。

四、条目四测评情况

条目“根据身体状况、调节运动”的测评分数为2.95±1.02,总体水平较低。仅2.7%的尘肺病患者总是会根据身体状况、调节运动,而43.1%的尘肺病患者几乎不会根据身体状况、调节运动,甚至有3.3%的尘肺病患者从来不会根据身体状况、调节运动。如表6-5所示。

五、条目五测评情况

条目“进行全身康复锻炼”的测评分数为2.91±1.01,总体水平较低。仅2.7%的尘肺病患者总是会进行全身康复锻炼,而37.9%的尘肺病患者几乎不会进行全身康复锻炼,甚至有5.6%的患者从来不会进行全身康复锻炼。如表6-5所示。

六、条目六测评情况

条目“及时增减衣服,预防感冒”的测评分数为2.94±1.04,总体水平较低。仅2.7%的尘肺病患者总是会及时增减衣服,以预防感冒,而40.0%的尘肺病患者几乎不会及时增减衣服,预防感冒,甚至有2.5%的尘肺病患者从来不会及时增减衣服,预防感冒。如表6-5所示。

七、条目七测评情况

条目“天冷时使用保暖设施提高温度”的测评分数为2.95±1.01,总体水平较低。仅2.3%的尘肺病患者总是会在天冷时使用保暖设施提高温度,而40.8%的尘肺病患者几乎不会在天冷时使用保暖设施提高温度,甚至有3.3%的患者从来不会做这件事。如表6-5所示。

八、条目八测评情况

条目“经常开窗通风,避免对着风吹”的测评分数为2.98±1.09,总体水平较低。仅3.8%的尘肺病患者总是会在必要时开窗通风并避免对着风吹,而37.7%的尘肺病患者几乎不会在必要时开窗通风并避免对着风吹,甚至有

6.3%的尘肺病患者从来做不到这一点。如表6-5所示。

九、条目九测评情况

条目“培养良好的睡眠习惯”的测评分数为3.02±1.02,仅2.7%的尘肺病患者总是会培养良好睡眠习惯,而41.0%的尘肺病患者几乎不会培养良好睡眠习惯,甚至有2.3%的患者从来做不到这一点。如表6-5所示。

综上所述,调查结果显示,尘肺病患者日常生活管理总体水平较低,而且这一维度包含的各条目分数也较低。

表6-5　　日常生活管理维度各条目得分情况

条目	各分值被选择频率(%)					平均值
	1分	2分	3分	4分	5分	
E1	2.9	43.3	17.1	34.2	2.5	2.90±0.99
E2	5.0	39.4	14.8	38.1	2.7	2.94±1.04
E3	4.8	37.1	19.2	35.8	3.1	3.01±1.00
E4	3.3	43.1	15.6	35.2	2.7	2.95±1.02
E5	5.6	37.9	16.3	37.5	2.7	2.91±1.01
E6	2.5	40.0	18.3	36.5	2.7	2.94±1.04
E7	3.3	40.8	15.6	37.9	2.3	2.95±1.01
E8	6.3	37.7	11.7	40.6	3.8	2.98±1.09
E9	2.3	41.0	12.1	41.9	2.7	3.02±1.02

第六节　情绪管理情况描述

本研究制定的量表中,尘肺病患者的情绪管理水平包括5个条目,分别为:心情不好时,将注意力转移到其他想做的事情上(F1);有烦恼的事情向亲属或朋友倾诉,寻求帮助(F2);保持良好的情绪和乐观的精神状态(F3);从事自己喜欢的休闲娱乐(F4);控制自己不向别人发脾气(F5)。每个条目1～5分,因此,情绪管理维度总分值为25分,而调查结果显示,尘肺病患者情绪管理水平测评分数为14.62±2.88,说明尘肺病患者情绪管理水平总体偏低。

一、条目一测评情况

条目“心情不好时,将注意力转移到其他想做的事情上”的测评分数为2.90±1.07,总体水平偏低。仅3.3%的尘肺病患者在心情不好时,总能做到将注意力转移到其他事情上，而 41.3%的尘肺病患者几乎都做不到这一点，甚至有 6.0%的患者从来做不到这一点。如表 6-6 所示。

二、条目二测评情况

条目"有烦恼的事情向亲属或朋友倾诉，寻求帮助"的测评分数为 2.94±0.99，总体水平较低。仅 2.9%的尘肺病患者在有烦恼的事情时，总是会向亲属或朋友倾诉，寻求帮助，而 41.3%的尘肺病患者几乎都做不到这一点，甚至有 2.7%的患者从来做不到这一点。如表 6-6 所示。

三、条目三测评情况

条目"保持良好的情绪和乐观的精神状态"的测评分数为 2.94±1.01，总体水平较低。仅 2.7%的尘肺病患者总是可以做到保持良好的情绪和乐观的精神状态，而 41.3%的尘肺病患者几乎都做不到这一点，甚至有 3.5%的患者从来做不到这一点。如表 6-6 所示。

四、条目四测评情况

条目"从事自己喜欢的休闲娱乐"的测评分数为 2.94±1.06，总体水平较低。仅 3.3%的尘肺病患者总是会从事自己喜欢的休闲娱乐，而 39.0%的尘肺病患者几乎都做不到这一点，甚至有 5.4%的患者从来做不到这一点。如表 6-6 所示。

五、条目五测评情况

条目"控制自己不向别人发脾气"的测评分数为 2.90±0.99，总体水平较低。仅 2.5%的尘肺病患者总是可以控制自己不向别人发脾气，而 43.8%的尘肺病患者几乎都做不到这一点，甚至有 2.7%的患者从来做不到这一点。如表 6-6 所示。

表 6-6　情绪管理维度各条目得分情况

条目	各分值被选择频率(%)					平均值
	1分	2分	3分	4分	5分	
F1	6.0	41.3	13.1	36.3	3.3	2.90±1.07
F2	2.7	41.3	17.9	35.2	2.9	2.94±0.99
F3	3.5	41.3	15.6	36.9	2.7	2.94±1.01
F4	5.4	39.0	14.8	37.5	3.3	2.94±1.06
F5	2.7	43.8	16.9	34.2	2.5	2.90±0.99

第七节　自我管理效能情况描述

本研究制定的量表中，尘肺病患者的自我管理效能水平包括10个条目，分别为：当疾病加重时，您有多大信心可以找到解决的办法(G1)；您有多大信心可以按照医生要求去做(G2)；您有多大信心认为疾病带来的不适不影响您想做的事情(G3)；您有多大信心进行有效的相关锻炼(G4)；您有多大信心可以合理安排饮食(G5)；您有多大信心可以杜绝不良嗜好(G6)；您有多大信心在日常生活中照顾好自己预防并发症(G7)；您有多大信心认为疾病带来的情绪压力不影响您的日常活动(G8)；您有多大信心认为您可以做不同的事情和活动来调节情绪(G9)；您有多大信心认为您可以乐观地看待尘肺病(G10)。每个条目1～5分，因此，不良嗜好管理维度总分值为50分，而调查结果显示，尘肺病患者自我管理效能水平测评分数为29.08±6.28，说明尘肺病患者自我管理效能水平总体偏低。

一、条目一测评情况

条目"当疾病加重时，您有多大信心可以找到解决的办法"的分值为2.91±1.02，仅2.1%的尘肺病患者在此条目上得到满分，而高达46.5%的尘肺病患者在此条目上仅得到2分及以下的分值。这说明，当疾病加重时，尘肺病患者并无足够的信心可以找到解决的办法。如表6-7所示。

二、条目二测评情况

条目"您有多大信心可以按照医生的要求去做"的分值为2.98±1.04，仅3.1%的尘肺病患者在此条目上得到满分，而高达41.5%的尘肺病患者在此条目上仅得到2分及以下的分值。这说明，尘肺病患者并无足够的信心可以按照医生要求去做。如表6-7所示。

三、条目三测评情况

条目"您有多大信心认为疾病带来的不适不影响您想做的事情"的分值为2.92±1.01，仅2.5%的尘肺病患者在此条目上得到满分，而高达45.6%的尘肺病患者在此条目上仅得到2分及以下的分值。这说明，尘肺病患者并无足够的信心可以做到疾病带来的不适不影响自己想做的事情。如表6-7所示。

四、条目四测评情况

条目"您有多大信心进行有效的相关锻炼"的分值为2.94±0.96，仅3.8%

的尘肺病患者在此条目上得到满分，而高达41.7%的尘肺病患者在此条目上仅得到2分及以下的分值。这说明，尘肺病患者并无足够的信心可以进行有效的相关锻炼。如表6-7所示。

五、条目五测评情况

条目“您有多大信心可以合理安排饮食”的分值为3.03±1.05，仅3.8%的尘肺病患者在此条目上得到满分，而高达41.5%的尘肺病患者在此条目上仅得到2分及以下的分值。这说明，尘肺病患者并无足够的信心可以合理安排饮食。如表6-7所示。

六、条目六测评情况

条目“您有多大信心可以杜绝不良嗜好”的分值为2.95±1.03，仅2.9%的尘肺病患者在此条目上得到满分，而高达43.1%的尘肺病患者在此条目上仅得到2分及以下的分值。这说明，尘肺病患者并无足够的信心可以杜绝不良嗜好。如表6-7所示。

七、条目七测评情况

条目“您有多大信心在日常生活中照顾好自己预防并发症”的分值为2.90±1.00，仅2.7%的尘肺病患者在此条目上得到满分，而高达45.8%的尘肺病患者在此条目上仅得到2分及以下的分值。这说明，尘肺病患者并无足够的信心可以做到在日常生活中照顾好自己预防并发症。如表6-7所示。

八、条目八测评情况

条目“您有多大信心认为疾病带来的情绪压力不影响您的日常活动”的分值为2.74±0.99，仅2.7%的尘肺病患者在此条目上得到满分，而高达47.9%的尘肺病患者在此条目上仅得到2分及以下的分值。这说明，尘肺病患者并无足够的信心可以做到疾病带来的情绪压力不影响自己的日常活动。如表6-7所示。

九、条目九测评情况

条目“您有多大信心认为您可以做不同的事情和活动来调节情绪”的分值为2.75±0.95，仅2.9%的尘肺病患者在此条目上得到满分，而高达51.6%的尘肺病患者在此条目上仅得到2分及以下的分值。这说明，尘肺病患者并无足够的信心可以做不同的事情和活动来调节情绪。如表6-7所示。

十、条目十测评情况

条目“您有多大信心认为您可以乐观地看待尘肺病”的分值为2.95±0.99，

仅 2.1%的尘肺病患者在此条目上得到满分，而高达 43.1%的尘肺病患者在此条目上仅得到 2 分及以下的分值。这说明，尘肺病患者并无足够的信心可以乐观地看待尘肺病。如表 6-7 所示。

表 6-7　情绪管理维度各条目得分情况

条目	各分值被选择频率(%)					平均值
	1 分	2 分	3 分	4 分	5 分	
G1	4.2	42.3	13.5	37.9	2.1	2.91±1.02
G2	5.0	36.5	17.1	38.3	3.1	2.98±1.04
G3	3.5	42.1	15.6	36.3	2.5	2.92±1.01
G4	1.9	39.8	24.2	30.4	3.8	2.94±0.96
G5	4.4	37.1	14.0	40.8	3.8	3.03±1.05
G6	5.0	38.1	16.7	37.3	2.9	2.95±1.03
G7	3.5	42.3	17.5	34.0	2.7	2.90±1.00
G8	7.3	40.6	25.2	24.2	2.7	2.74±0.99
G9	3.1	48.5	21.9	23.5	2.9	2.75±0.95
G10	3.3	39.8	17.3	37.5	2.1	2.95±0.99

第七章　症状管理水平分析

由于尘肺病患者症状管理水平高低的划分尚无金标准，因此本研究遵循 3∶7的原则（即高水平所占比例为 30%，而低水平所占比例为 70%），以量表分数 22 为界值，高于 22 者为症状管理水平高，否则为症状管理水平低。按照这一原则，共计 140 名尘肺病患者在症状管理维度自我管理水平相对较高，所占比例为 29.2%。

第一节　症状管理水平单因素分析

一、性别与症状管理水平

在症状管理维度上，男性尘肺病患者自我管理水平相对较高者所占的比例为 26.7%，而女性尘肺病患者自我管理水平相对较高者所占的比例则为 45.3%。检验结果显示，性别不同的尘肺病患者在症状管理维度的自我管理水平也不同，后者高于前者，差异有统计学意义（$\chi^2=8.808$，$p=0.003$）。如表 7-1 所示。

二、户口类型与症状管理水平

在症状管理维度上，城镇户口的尘肺病患者自我管理水平相对较高者所占的比例为 32.2%，而农村户口的尘肺病患者自我管理水平相对较高者所占的比例则为 26.5%。但检验结果显示，户口类型不同的尘肺病患者在症状管理维度上的自我管理水平并无统计学差异（$\chi^2=1.866$，$p=0.172$）。如表 7-1 所示。

三、患者年龄与症状管理水平

在症状管理维度上，35 岁以下的尘肺病自我管理水平最高，高水平率为 52.9%，其次为 35～49 岁的尘肺病患者，而 50～64 岁的尘肺病患者自我管理水平最低，高水平率仅为 20.5%。检验结果显示，不同年龄组的尘肺病患者在症状管理维度上的自我管理水平也不同，差异有统计学意义（χ^2 =27.773，p=0.000）。如表 7-1 所示。

四、婚姻状况与症状管理水平

在症状管理维度上，离异/丧偶的尘肺病患者自我管理水平最高，高水平率为 39.6%，其次为未婚的尘肺病患者，而已婚的尘肺病患者自我管理水平则最低，高需求率为 26.3%。但检验结果显示，婚姻状况不同的尘肺病患者在症状管理维度上的自我管理水平并无统计学差异（χ^2 =4.678，p=0.092）。如表7-1所示。

五、文化水平与症状管理水平

在症状管理维度上，初中及以下文化水平的尘肺病患者自我管理水平最低，高水平率为 14.4%，其次为高中文化水平的尘肺病患者，而大专及以上文化水平的尘肺病患者，高水平率为 81.3%。检验结果显示，文化水平不同的尘肺病患者在症状管理维度上的自我管理水平也不同，差异有统计学意义（χ^2 =86.133，p=0.000）。总体趋势为：尘肺病患者文化水平越高，在症状管理维度上的自我管理水平就越高。如表 7-1 所示。

六、收入水平与症状管理水平

在症状管理维度上，月收入 3000 元以下的尘肺病患者自我管理水平相对较高，高水平率为 32.3%，而月收入 3000～5999 元及 6000 元以上的尘肺病患者自我管理相差无几，高水平率分别为 28.3%和 28.5%。但检验结果显示，收入水平不同的尘肺病患者在症状管理维度上的自我管理水平并无统计学差异（χ^2 =0.597，p=0.753）。如表 7-1 所示。

七、就诊地点与症状管理水平

在症状管理维度上，门诊的尘肺病患者自我管理水平较低，高水平者所占的比例为 28.0%，而住院的尘肺病患者自我管理水平相对较高，高水平者所占的比例为 29.8%。但检验结果显示，就诊地点不同的尘肺病患者在症状管理维度上的自我管理水平并无统计学差异（χ^2 =0.181，p=0.670）。如表 7-1 所示。

八、督导与症状管理水平

在症状管理维度上，有人督导的尘肺病患者自我管理水平相对较高，高水平者所占的比例为 41.8%，而无人督导的尘肺病患者自我管理水平较低，高水平者所占的比例为21.5%。检验结果显示，有人督导与无人督导的尘肺病患者在症状管理维度上的自我管理水平也不同，前者高于后者，差异有统计学意义（$\chi^2=22.497, p=0.000$）。如表7-1所示。

九、健康教育与症状管理水平

在症状管理维度上，接受过健康教育的尘肺病患者自我管理水平相对较高，自我管理高水平者所占的比例为54.1%，而未接受过健康教育的尘肺病患者自我管理水平较低，高水平者所占的比例为18.3%。检验结果显示，接受过健康教育与未接受过健康教育的尘肺病患者在症状管理维度上的自我管理水平也不同，前者高于后者，差异有统计学意义（$\chi^2=63.186, p=0.000$）。如表7-1所示。

十、尘肺病类型与症状管理水平

在症状管理维度上，硅肺患者自我管理水平较低，自我管理高水平者所占的比例为28.1%，而其他类型的尘肺病患者自我管理水平相对较高，高水平者所占的比例为30.4%。但检验结果显示，类型不同的尘肺病患者在症状管理维度上自我管理水平并无统计学差异（$\chi^2=0.315, p=0.575$）。如表7-1所示。

十一、尘肺病分期与症状管理水平

在症状管理维度上，处于一期的尘肺病患者自我管理水平最高，自我管理高水平者所占的比例为41.9%，其次为二期的尘肺病患者，而处于三期的尘肺病患者自我管理水平最低，高水平者所占的比例为5.6%。检验结果显示，分期不同的尘肺病患者在症状管理维度上自我管理水平也不同，差异有统计学意义（$\chi^2=52.080, p=0.000$）。如表7-1所示。

十二、报销方式与症状管理水平

在症状管理维度上，医疗费用不报销的尘肺病患者自我管理水平最高，自我管理高水平者所占的比例为35.0%，其次为医疗费用完全报销的尘肺病患者，而医疗费用部分报销的尘肺病患者自我管理水平最低，高水平者所占的比例为27.2%。但检验结果显示，报销方式不同的尘肺病患者在症状管理维度上自我管理水平并无统计学差异（$\chi^2=1.079, p=0.567$）。如表7-1所示。

十三、并发症与症状管理水平

在症状管理维度上，无并发症的尘肺病患者自我管理水平相对较高，自我管理高水平者所占的比例为30.5%，而有并发症的尘肺病患者自我管理水平则较低,高水平者所占的比例为28.8%。但检验结果显示,报有并发症与无并发症的尘肺病患者在症状管理维度上自我管理水平并无统计学差异($\chi^2=0.111, p=0.739$)。如表7-1所示。

十四、病程长短与症状管理水平

在症状管理维度上,病程一般的尘肺病患者自我管理水平相对较高,自我管理高水平者所占的比例为51.4%,其次为病程较长的尘肺病患者,而病程较短的尘肺病患者自我管理水平最低,高水平者所占的比例为12.3%。检验结果显示,病程不同的尘肺病患者在症状管理维度上自我管理水平也不同,差异有统计学意义($\chi^2=41.049, p=0.000$)。如表7-1所示。

综上所述,单因素分析初步确定了7个与症状管理水平相关的因素:性别、年龄、文化水平、督导、健康教育、尘肺分期及病程长短。

表7-1　　尘肺病患者症状管理水平单因素分析结果

项目	低水平	高水平	高水平率	χ^2值	p值
性别				8.808	0.003
男性	305	111	26.7		
女性	35	29	45.3		
户口类型				1.866	0.172
城镇户口	154	73	32.2		
农村户口	186	67	26.5		
患者年龄				27.773	0.000
0～34岁	33	37	52.9		
35～49岁	75	39	34.2		
50～64岁	175	45	20.5		
65岁及以上	57	19	25.0		
婚姻状况				4.678	0.092
未婚	75	36	32.4		
已婚	233	83	26.3		
离异/丧偶	32	21	39.6		
文化水平				86.133	0.000
初中及以下	238	40	14.4		
高中	96	74	43.5		
大专及以上	6	26	81.3		

续表

项目	低水平	高水平	高水平率	χ^2 值	p 值
患者月收入(元)				0.597	0.753
0～2999	65	31	32.3		
3000～5999	167	66	28.3		
6000 及以上	108	43	28.5		
就诊地点				0.181	0.670
门诊	126	49	28.0		
住院	214	91	29.8		
督导与否				22.497	0.000
有人督导	106	76	41.8		
无人督导	234	64	21.5		
健康教育				63.186	0.000
接受过健康教育	67	79	54.1		
未接受过健康教育	273	61	18.3		
尘肺类型				0.315	0.575
硅肺	182	71	28.1		
其他尘肺病	158	69	30.4		
尘肺病分期				52.080	0.000
一期	157	113	41.9		
二期	149	25	14.4		
三期	34	2	5.6		
报销方式				1.079	0.567
完全报销	188	79	29.6		
部分报销	126	47	27.2		
不报销	26	14	35.0		
并发症				0.111	0.739
无并发症	73	32	30.5		
有并发症	267	108	28.8		
病程长短				41.049	0.000

续表

项目	低水平	高水平	高水平率	χ^2 值	p 值
较短	93	13	12.3		
一般	53	56	51.4		
较长	194	71	26.8		

第二节　症状管理水平多因素分析

一、回归模型的构建

以尘肺病患者在症状管理维度的自我管理水平的高低为因变量，以单因素分析确定的有统计学意义的 7 个因素为自变量，建立二分类 logistic 回归模型，如表 7-2 所示。

表 7-2　logistic 回归模型的变量及赋值

变量	赋值
因变量(管理水平)	0＝水平低;1＝水平高
性别	1＝男性;2＝女性
文化水平	1＝初中及以下;2＝高中;3＝大专及以上
年龄	1＝35 岁以下;2＝35～49 岁;3＝50～64 岁;4＝65 岁及以上
尘肺分期	1＝一期;2＝二期;3＝三期
健康教育	1＝接受过健康教育;2＝未接受过健康教育
督导与否	1＝有人督导;2＝无人督导
病程长短	1＝较短;2＝一般;3＝较长

二、回归结果分析

分析结果显示，与尘肺病患者症状管理水平相关的因素有 3 个，分别为文化水平、尘肺分期及健康教育，如表 7-3 所示。

(一)患者文化水平与症状管理水平

与大专及以上文化水平的尘肺病患者相比，初中及以下文化水平的尘肺病患者症状管理水平较低，差异有统计学意义(OR＝0.143，p＝0.001)，其次为高中文化水平的尘肺病患者，差异有统计学意义(OR＝0.235，p＝0.006)。这说明文化水平越低的尘肺病患者症状管理水平越低。

（二）尘肺分期与症状管理水平

与处于三期的尘肺病患者相比，一期的尘肺病患者症状管理水平较高，差异有统计学意义（OR＝5.863，p＝0.023）。这说明，一期的尘肺病患者症状管理水平最高。

（三）健康教育与症状管理水平

与未接受过健康教育的尘肺病患者相比，接受过健康教育的尘肺病患者症状管理水平相对较高，差异有统计学意义（OR＝2.005，p＝0.020）。这说明健康教育可以有效提高尘肺病患者的症状管理水平。

表 7-3　　尘肺病患者症状管理水平多因素分析结果

变量	B	Wald	Sig.	OR	95%CI	
					Lower	Upper
文化水平		11.585	0.003			
初中及以下	−1.945	11.557	0.001	0.143	0.047	0.439
高中	−1.448	7.469	0.006	0.235	0.083	0.664
患者年龄		4.351	0.226			
0～34 岁	0.328	0.512	0.474	1.389	0.565	3.414
35～49 岁	0.256	0.356	0.551	1.292	0.557	3.000
50 岁及以上	−0.282	0.416	0.519	0.754	0.320	1.776
男性	−0.502	2.264	0.132	0.605	0.315	1.164
尘肺病分期		8.201	0.017			
一期	1.769	5.168	0.023	5.863	1.276	26.937
二期	1.075	1.855	0.173	2.929	0.624	13.747
健康教育	0.695	5.401	0.020	2.005	1.115	3.604
有人督导	0.030	0.012	0.913	1.031	0.596	1.784
病程长短		1.854	0.396			
较短	−0.467	1.273	0.259	0.627	0.278	1.411
一般	0.144	0.234	0.629	1.155	0.645	2.068
常数	−0.569	0.311	0.577	0.566		

第三节　本章小结

本章对尘肺病患者症状管理的总体水平进行了分析，分析结果显示，尘肺病患者的症状管理水平较低。在此基础上，进一步确定了与尘肺病患者症状管理水平相关的因素为文化水平、尘肺分期及健康教育。

第八章　疾病知识管理水平分析

由于尘肺病患者疾病知识管理水平高低的划分尚无金标准，因此本研究遵循 3∶7 的原则（即高水平所占比例为 30%，而低水平所占比例为 70%），以量表分数 9 为界值，高于 9 者为疾病知识管理水平高，否则为疾病知识管理水平低。按照这一原则，共计 166 名尘肺病患者疾病知识管理水平相对较高，所占比例为 34.6%。

第一节　疾病知识管理水平单因素分析

一、性别与疾病知识管理水平

在疾病知识管理维度，男性尘肺病患者自我管理水平相对较高者所占的比例为 33.7%，而女性尘肺病患者自我管理水平相对较高者所占的比例则为 40.6%。检验结果显示，性别不同的尘肺病患者在疾病知识管理维度的自我管理水平并无统计学差异（$\chi^2=1.167$，$p=0.280$）。如表 8-1 所示。

二、户口类型与疾病知识管理水平

在疾病知识管理维度，城镇户口的尘肺病患者自我管理水平相对较高者所占的比例为 37.9%，而农村户口的尘肺病患者自我管理水平相对较高者所占的比例则为 31.6%。但检验结果显示，户口类型不同的尘肺病患者在疾病知识管理维度上的自我管理水平并无统计学差异（$\chi^2=2.076$，$p=0.150$）。如表 8-1 所示。

三、患者年龄与疾病知识管理水平

在疾病知识管理维度上，35 岁以下的尘肺病自我管理水平最高，高水平者所占的比例为 57.1%，其次为 50～64 岁的尘肺病患者，而 65 岁及以上的尘肺病患者自我管理水平最低，高水平者所占的比例仅为28.9%。检验结果显示，不同年龄组的尘肺病患者在疾病知识管理维度上的自我管理水平也不同，差异有统计学意义（$\chi^2=17.708$，$p=0.000$）。如表8-1所示。

四、婚姻状况与疾病知识管理水平

在疾病知识管理维度上，未婚的尘肺病患者自我管理水平最高，高水平者所占的比例为36.9%，其次为离异/丧偶的尘肺病患者，而已婚的尘肺病患者自我管理水平则最低，高水平者所占的比例为33.5%。但检验结果显示，婚姻状况不同的尘肺病患者在疾病知识管理维度上的自我管理水平并无统计学差异（$\chi^2=0.505$，$p=0.790$）。如表8-1所示。

五、文化水平与疾病知识管理水平

在疾病知识管理维度上，初中及以下文化水平的尘肺病患者自我管理水平最低，高水平者所占的比例为26.6%，其次为高中文化水平的尘肺病患者，而大专及以上文化水平的尘肺病患者，高水平者所占的比例为65.6%。检验结果显示，文化水平不同的尘肺病患者在疾病知识管理维度上的自我管理水平也不同，差异有统计学意义（$\chi^2=24.597$，$p=0.000$）。总体趋势为：尘肺病患者文化水平越高，在疾病知识管理维度上的自我管理水平就越高。如表8-1所示。

六、收入水平与疾病知识管理水平

在疾病知识管理维度上，月收入6000元以上的尘肺病患者自我管理水平相对较高，高水平者所占的比例为37.1%，其次为月收入3000元以下的尘肺病患者，而月收入3000～5999元的尘肺病患者自我管理水平最低，高水平者所占的比例为33.0%。但检验结果显示，收入水平不同的尘肺病患者在疾病知识管理维度上的自我管理水平并无统计学差异（$\chi^2=0.677$，$p=0.728$）。如表8-1所示。

七、就诊地点与疾病知识管理水平

在疾病知识管理维度上，门诊的尘肺病患者自我管理水平较低，高水平者所占的比例为32.0%，而住院的尘肺病患者自我管理水平相对较高，高水平者所占的比例为36.1%。但检验结果显示，就诊地点不同的尘肺病患者在疾病知识管理维度上的自我管理水平并无统计学差异（$\chi^2=0.812$，$p=0.367$）。如表8-1所示。

八、督导与疾病知识管理水平

在疾病知识管理维度上，有人督导的尘肺病患者自我管理水平相对较高，高水平者所占的比例为48.9%，而无人督导的尘肺病患者自我管理水平较低，高水平者所占的比例为25.8%。检验结果显示，有人督导与无人督导的尘肺病患者在疾病知识管理维度上的自我管理水平也不同，前者高于后者，差异有统计学意义（$\chi^2=26.564$，$p=0.000$）。如表8-1所示。

九、健康教育与疾病知识管理水平

在疾病知识管理维度上，接受过健康教育的尘肺病患者自我管理水平相对较高，自我管理高水平者所占的比例为45.9%，而未接受过健康教育的尘肺病患者自我管理水平较低，高水平者所占的比例为29.6%。检验结果显示，接受过健康教育与未接受过健康教育的尘肺病患者在疾病知识管理维度上的自我管理水平也不同，前者高于后者，差异有统计学意义（$\chi^2=11.857$，$p=0.001$）。如表8-1所示。

十、尘肺病类型与疾病知识管理水平

在疾病知识管理维度上，硅肺患者自我管理水平较高，自我管理高水平者所占的比例为34.8%，而其他类型的尘肺病患者自我管理水平相对较低，高水平者所占的比例为34.4%。但检验结果显示，类型不同的尘肺病患者在疾病知识管理维度上自我管理水平并无统计学差异（$\chi^2=0.009$，$p=0.923$）。如表8-1所示。

十一、尘肺病分期与疾病知识管理水平

在疾病知识管理维度上，处于一期的尘肺病患者自我管理水平最高，自我管理高水平者所占的比例为40.7%，其次为二期的尘肺病患者，而处于三期的尘肺病患者自我管理水平最低，高水平者所占的比例为11.1%。检验结果显示，分期不同的尘肺病患者在疾病知识管理维度上自我管理水平也不同，差异有统计学意义（$\chi^2=15.899$，$p=0.000$）。如表8-1所示。

十二、报销方式与疾病知识管理水平

在疾病知识管理维度上，医疗费用完全报销的尘肺病患者自我管理水平最高，自我管理高水平者所占的比例为37.8%，其次为医疗费用部分报销的尘肺病患者，而医疗费用不报销的尘肺病患者自我管理水平最低，高水平者所占的比例为25.0%。但检验结果显示，报销方式不同的尘肺病患者在疾病知识管理维度上自我管理水平并无统计学差异（$\chi^2=3.373$，$p=0.179$）。如表8-1所示。

十三、并发症与疾病知识管理水平

在疾病知识管理维度上，无并发症的尘肺病患者自我管理水平相对较高，

自我管理高水平者所占的比例为40.0%，而有并发症的尘肺病患者自我管理水平则较低，高水平者所占的比例为33.1%。但检验结果显示，报有并发症与无并发症的尘肺病患者在疾病知识管理维度上自我管理水平并无统计学差异（$\chi^2=1.743, p=0.187$）。如表8-1所示。

十四、病程长短与疾病知识管理水平

在疾病知识管理维度上，病程一般的尘肺病患者自我管理水平相对较高，自我管理高水平者所占的比例为49.5%，其次为病程较长的尘肺病患者，而病程较短的尘肺病患者自我管理水平最低，高水平者所占的比例为16.0%。检验结果显示，病程不同的尘肺病患者在疾病知识管理维度上自我管理水平也不同，差异有统计学意义（$\chi^2=28.361, p=0.000$）。如表8-1所示。

综上所述，单因素分析初步确定了6个与疾病知识管理水平相关的因素：性别、年龄、文化水平、督导、健康教育、尘肺分期及病程长短。

表8-1　　尘肺病患者疾病知识管理水平单因素分析结果

项目	低水平	高水平	高水平率	χ^2值	p值
性别				1.167	0.280
男性	276	140	33.7		
女性	38	26	40.6		
户口类型				2.076	0.150
城镇户口	141	86	37.9		
农村户口	173	80	31.6		
患者年龄				17.708	0.000
0～34岁	30	40	57.1		
35～49岁	80	34	29.8		
50～64岁	150	70	31.8		
65岁及以上	54	22	28.9		
婚姻状况				0.505	0.790
未婚	70	41	36.9		
已婚	210	106	33.5		
离异/丧偶	34	19	35.8		
文化水平				24.597	0.000
初中及以下	204	74	26.6		

续表

项目	低水平	高水平	高水平率	χ^2 值	p 值
高中	99	71	41.8		
大专及以上	11	21	65.6		
患者月收入(元)				0.677	0.728
0～2999	63	33	34.4		
3000～5999	156	77	33.0		
6000 及以上	95	56	37.1		
就诊地点				0.812	0.367
门诊	119	56	32.0		
住院	195	110	36.1		
督导与否				26.564	0.000
有人督导	93	89	48.9		
无人督导	221	77	25.8		
健康教育				11.857	0.001
接受过健康教育	79	67	45.9		
未接受过健康教育	235	99	29.6		
尘肺类型				0.009	0.923
硅肺	165	88	34.8		
其他尘肺病	149	78	34.4		
尘肺病分期				15.899	0.000
一期	160	110	40.7		
二期	122	52	29.9		
三期	32	4	11.1		
报销方式				3.373	0.179
完全报销	166	101	37.8		
部分报销	118	55	31.8		
不报销	30	10	25.0		
并发症				1.743	0.187
无并发症	63	42	40.0		
有并发症	251	124	33.1		

续表

项目	低水平	高水平	高水平率	χ^2 值	p 值
病程长短				28.361	0.000
较短	89	17	16.0		
一般	55	54	49.5		
较长	170	95	35.8		

第二节　疾病知识管理水平多因素分析

一、回归模型的构建

以尘肺病患者疾病知识管理水平为因变量，以单因素分析中有统计学意义的 6 个指标为自变量，建立二分类 logistic 回归模型，如表 8-2 所示。

表 8-2　logistic 回归模型的变量及赋值

变量	赋值
因变量(管理水平)	0＝水平低；1＝水平高
文化水平	1＝初中及以下；2＝高中；3＝大专及以上
年龄	1＝35 岁以下；2＝35～49 岁；3＝50～64 岁；4＝65 岁及以上
尘肺分期	1＝一期；2＝二期；3＝三期
健康教育	1＝接受过健康教育；2＝未接受过健康教育
督导与否	1＝有人督导；2＝无人督导
病程长短	1＝较短；2＝一般；3＝较长

二、回归结果分析

分析结果显示，与尘肺病患者疾病知识管理水平相关的因素有 2 个，分别为督导及病程长短，如表 8-3 所示。

(一)督导与疾病知识管理水平

与无人督导的尘肺病患者相比，有人督导的尘肺病患者疾病知识管理水平相对较高，差异有统计学差异(OR＝2.252，p＝0.001)。

(二)病程长短与疾病知识管理水平

与病程较长的尘肺病患者相比，病程较短的尘肺病患者疾病知识管理水平较低，差异有统计学差异(OR＝0.334，p＝0.003)。

表 8-3　　尘肺病患者疾病知识管理水平多因素分析结果

变 量	B	Wald	Sig.	OR	95%CI	
					Lower	Upper
文化水平		2.946	0.229			
初中及以下	−0.864	2.927	0.087	0.422	0.157	1.134
高中	−0.657	2.125	0.145	0.519	0.214	1.254
患者年龄		6.408	0.093			
0～34 岁	0.478	1.431	0.232	1.613	0.737	3.529
35～49 岁	−0.307	0.637	0.425	0.735	0.346	1.565
50 岁及以上	−0.332	0.782	0.377	0.718	0.344	1.497
尘肺病分期		3.032	0.220			
一期	0.883	2.264	0.132	2.419	0.765	7.647
二期	1.015	3.025	0.082	2.760	0.879	8.664
健康教育	−0.370	1.590	0.207	0.690	0.388	1.228
有人督导	0.812	11.374	0.001	2.252	1.405	3.611
病程长短		11.130	0.004			
较短	−1.095	8.876	0.003	0.334	0.163	0.687
一般	0.206	0.544	0.461	1.228	0.711	2.123
常数	−0.718	0.774	0.379	0.488		

第九章　不良嗜好管理水平分析

由于尘肺病患者不良嗜好管理水平高低的划分尚无金标准，因此本研究以量表分数 9 为界值，高于 9 者为自我管理水平高，否则为自我管理水平低。按照这一原则，共计 167 名尘肺病患者在不良嗜好管理维度的自我管理水平相对较高，所占比例为 34.8%。

第一节　不良嗜好管理水平单因素分析

一、性别与不良嗜好管理水平

在不良嗜好管理维度上，男性尘肺病患者自我管理水平相对较高者所占的比例为 35.3%，而女性尘肺病患者自我管理水平相对较高者所占的比例则为 31.3%。检验结果显示，性别不同的尘肺病患者在不良嗜好管理维度的自我管理水平并无统计学差异（$\chi^2=0.414$，$p=0.520$）。如表 9-1 所示。

二、户口类型与不良嗜好管理水平

在不良嗜好管理维度上，城镇户口的尘肺病患者自我管理水平相对较高者所占的比例为 33.0%，而农村户口的尘肺病患者自我管理水平相对较高者所占的比例则为 36.4%。但检验结果显示，户口类型不同的尘肺病患者在不良嗜好管理维度上的自我管理水平并无统计学差异（$\chi^2=0.583$，$p=0.445$）。如表9-1 所示。

三、患者年龄与不良嗜好管理水平

在不良嗜好管理维度上，50～64 岁的尘肺病自我管理水平最高，高水平者所占的比例为 40.5%，其次为 35～49 岁的尘肺病患者，而 65 岁及以上的尘肺病患者自我管理水平最低，高水平者所占的比例仅为 19.7%。检验结果显示，不同年龄组的尘肺病患者在不良嗜好管理维度上的自我管理水平也不同,差异有统计学意义($\chi^2=12.690,p=0.005$)。如表 9-1 所示。

四、婚姻状况与不良嗜好管理水平

在不良嗜好管理维度上,已婚的尘肺病患者自我管理水平最高,高水平者所占的比例为 35.8%,其次为未婚的尘肺病患者,而离异/丧偶的尘肺病患者自我管理水平则最低,高水平者所占的比例为 30.2%。但检验结果显示,婚姻状况不同的尘肺病患者在不良嗜好管理维度上的自我管理水平并无统计学差异($\chi^2=0.600,p=0.764$)。如表 9-1 所示。

五、文化水平与不良嗜好管理水平

在不良嗜好管理维度上,初中及以下文化水平的尘肺病患者自我管理水平最低,高水平者所占的比例为 30.2%,其次为大专及以上文化水平的尘肺病患者,而高中文化水平的尘肺病患者,自我管理水平最高,高水平者所占的比例为 42.4%。检验结果显示,文化水平不同的尘肺病患者在不良嗜好管理维度上的自我管理水平也不同,差异有统计学意义($\chi^2=6.806,p=0.032$)。如表 9-1 所示。

六、收入水平与不良嗜好管理水平

在不良嗜好管理维度上,月收入 6000 元及以上的尘肺病患者自我管理水平相对较高,高水平者所占的比例为 42.4%,其次为月收入 3000～5999 元的尘肺病患者,而月收入 3000 元以下的尘肺病患者自我管理水平最低,高水平者所占的比例为 27.1%。但检验结果显示,收入水平不同的尘肺病患者在不良嗜好管理维度上的自我管理水平也不同,差异有统计学意义($\chi^2=6.582,p=0.036$)。如表 9-1 所示。

七、就诊地点与不良嗜好管理水平

在不良嗜好管理维度上,门诊的尘肺病患者自我管理水平较低,高水平者所占的比例为 33.1%,而住院的尘肺病患者自我管理水平相对较高,高水平者所占的比例为 35.7%。但检验结果显示,就诊地点不同的尘肺病患者在不良嗜好管理维度上的自我管理水平并无统计学差异($\chi^2=0.330,p=0.566$)。如表 9-1 所示。

八、督导与不良嗜好管理水平

在不良嗜好管理维度上,有人督导的尘肺病患者自我管理水平相对较高,高水平者所占的比例为 41.8%,而无人督导的尘肺病患者自我管理水平较低,高水平者所占的比例为30.5%。检验结果显示,有人督导与无人督导的尘肺病患者在不良嗜好管理维度上的自我管理水平也不同,前者高于后者,差异有统计学意义($\chi^2=6.271$,$p=0.012$)。如表9-1所示。

九、健康教育与不良嗜好管理水平

在不良嗜好管理维度上,接受过健康教育的尘肺病患者自我管理水平相对较高,自我管理高水平者所占的比例为39.0%,而未接受过健康教育的尘肺病患者自我管理水平较低,高水平者所占的比例为32.9%。检验结果显示,接受过健康教育与未接受过健康教育的尘肺病患者在不良嗜好管理维度上的自我管理水平并无统计学差异($\chi^2=1.670$,$p=0.196$)。如表9-1所示。

十、尘肺病类型与不良嗜好管理水平

在不良嗜好管理维度上,硅肺患者自我管理水平较低,自我管理高水平者所占的比例为33.6%,而其他类型的尘肺病患者自我管理水平相对较高,高水平者所占的比例为36.1%。但检验结果显示,类型不同的尘肺病患者在不良嗜好管理维度上自我管理水平并无统计学差异($\chi^2=0.337$,$p=0.562$)。如表9-1所示。

十一、尘肺病分期与不良嗜好管理水平

在不良嗜好管理维度上,处于一期的尘肺病患者自我管理水平最高,自我管理高水平者所占的比例为38.5%,其次为二期的尘肺病患者,而处于三期的尘肺病患者自我管理水平最低,高水平者所占的比例为25.0%。检验结果显示,分期不同的尘肺病患者在不良嗜好管理维度上自我管理水平并无统计学差异($\chi^2=4.154$,$p=0.127$)。如表9-1所示。

十二、报销方式与不良嗜好管理水平

在不良嗜好管理维度上,医疗费用部分报销的尘肺病患者自我管理水平最高,自我管理高水平者所占的比例为37.0%,其次为医疗费用完全报销的尘肺病患者,而医疗费用不报销的尘肺病患者自我管理水平最低,高水平者所占的比例为17.5%。但检验结果显示,报销方式不同的尘肺病患者在不良嗜好管理维度上自我管理水平也不同,差异有统计学意义($\chi^2=6.047$,$p=0.049$)。如表9-1所示。

十三、并发症与不良嗜好管理水平

在不良嗜好管理维度上,无并发症的尘肺病患者自我管理水平相对较高,

自我管理高水平者所占的比例为 36.2%，而有并发症的尘肺病患者自我管理水平则较低，高水平者所占的比例为 34.4%。但检验结果显示，报有并发症与无并发症的尘肺病患者，在不良嗜好管理维度上自我管理水平并无统计学差异（$\chi^2=0.115$，$p=0.734$）。如表 9-1 所示。

十四、病程长短与不良嗜好管理水平

在不良嗜好管理维度上，病程较长的尘肺病患者自我管理水平相对较高，自我管理高水平者所占的比例为 39.6%，其次为病程一般的尘肺病患者，而病程较短的尘肺病患者自我管理水平最低，高水平者所占的比例为 18.9%。检验结果显示，病程不同的尘肺病患者在不良嗜好管理维度上自我管理水平也不同，差异有统计学意义（$\chi^2=16.156$，$p=0.000$）。如表 9-1 所示。

综上所述，单因素分析初步确定了 6 个与不良嗜好管理水平相关的因素：年龄、文化水平、收入水平、督导、报销方式及病程长短。

表 9-1　　尘肺病患者不良嗜好管理水平单因素分析结果

项目	低水平	高水平	高水平率	χ^2 值	p 值
性别				0.414	0.520
男性	269	147	35.3		
女性	44	20	31.3		
户口类型				0.583	0.445
城镇户口	152	75	33.0		
农村户口	161	92	36.4		
患者年龄				12.690	0.005
0～34 岁	50	20	28.6		
35～49 岁	71	43	37.7		
50～64 岁	131	89	40.5		
65 岁及以上	61	15	19.7		
婚姻状况				0.600	0.764
未婚	73	38	34.2		
已婚	203	113	35.8		
离异/丧偶	37	16	30.2		
文化水平				6.806	0.032
初中及以下	194	84	30.2		
高中	98	72	42.4		
大专及以上	21	11	34.4		

续表

项目	低水平	高水平	高水平率	χ^2 值	p 值
患者月收入(元)				6.582	0.036
0～2999	70	26	27.1		
3000～5999	156	77	33.0		
6000 及以上	87	64	42.4		
就诊地点				0.330	0.566
门诊	117	58	33.1		
住院	196	109	35.7		
督导与否				6.271	0.012
有人督导	106	76	41.8		
无人督导	207	91	30.5		
健康教育				1.670	0.196
接受过健康教育	89	57	39.0		
未接受过健康教育	224	110	32.9		
尘肺类型				0.337	0.562
硅肺	168	85	33.6		
其他尘肺病	145	82	36.1		
尘肺病分期				4.154	0.127
一期	166	104	38.5		
二期	120	54	31.0		
三期	27	9	25.0		
报销方式				6.047	0.049
完全报销	171	96	36.0		
部分报销	109	64	37.0		
不报销	33	7	17.5		
并发症				0.115	0.734
无并发症	67	38	36.2		
有并发症	246	129	34.4		
病程长短				16.156	0.000
较短	86	20	18.9		

续表

项目	低水平	高水平	高水平率	χ^2 值	p 值
一般	67	42	38.5		
较长	160	105	39.6		

第二节　不良嗜好管理水平多因素分析

一、回归模型的构建

以尘肺病患者不良嗜好管理水平为因变量，以单因素分析中有统计学意义的 6 个指标为自变量，建立二分类 logistic 回归模型，如表 9-2 所示。

表 9-2　logistic 回归模型的变量及赋值

变量	赋值
因变量(管理水平)	0＝水平低；1＝水平高
文化水平	1＝初中及以下；2＝高中；3＝大专及以上
年龄	1＝35 岁以下；2＝35～49 岁；3＝50～64 岁；4＝65 岁及以上
收入水平	1＝3000 元以下；2＝3000～5999 元；3＝6000 元及以上
报销方式	1＝完全报销；2＝部分报销；3＝不报销
督导与否	1＝有人督导；2＝无人督导
病程长短	1＝较短；2＝一般；3＝较长

二、回归结果分析

分析结果显示，与尘肺病患者不良嗜好管理水平相关的因素有 4 个，分别为年龄、收入水平、报销方式及病程长短，如表 9-3 所示。

(一)年龄与不良嗜好管理水平

与 65 岁及以上的尘肺病患者相比，50～64 岁的尘肺病患者不良嗜好管理水平相对较高，差异有统计学意义(OR＝2.179，p＝0.036)。这说明，在不同年龄组的尘肺病患者中，50～64 岁的尘肺病患者不良嗜好管理水平最高。

(二)收入水平与不良嗜好管理水平

与对照组即 6000 元及以上月收入的尘肺病患者相比，3000 元以下月收入的尘肺病患者不良嗜好管理水平较低，差异有统计学意义(OR＝0.480，p＝0.013)。

（三）报销方式与不良嗜好管理水平

与医疗费用完全自费的尘肺病患者相比，完全报销与部分报销的尘肺病患者不良嗜好管理水平相对较高，差异均有统计学意义。分析结果显示，二者的OR值分别为3.086和3.105。这说明，医疗费用部分报销的尘肺病患者不良嗜好管理水平最高，其次为医疗费用全部报销的尘肺病患者，而医疗费用全部自费的尘肺病患者不良嗜好管理水平最低。

（四）病程长短与不良嗜好管理水平

与对照组即病程较长的尘肺病患者相比，病程较短的尘肺病患者不良嗜好管理水平较低，差异有统计学意义（OR＝0.499，p＝0.035）。

表9-3　　尘肺病患者不良嗜好管理水平多因素分析结果

变量	B	Wald	Sig.	OR	95%CI	
					Lower	Upper
文化水平		1.882	0.390			
初中及以下	－0.438	0.831	0.362	0.645	0.251	1.655
高中	－0.107	0.056	0.813	0.898	0.370	2.183
患者年龄		7.708	0.052			
0～34岁	－0.043	0.010	0.921	0.958	0.415	2.214
35～49岁	0.609	2.616	0.106	1.838	0.879	3.843
50岁及以上	0.779	4.382	0.036	2.179	1.051	4.517
收入水平		6.534	0.038			
3000元及以下	－0.734	6.230	0.013	0.480	0.270	0.854
3000～5999元	－0.364	2.603	0.107	0.695	0.447	1.081
有人督导	0.246	1.094	0.296	1.278	0.807	2.026
报销方式		6.591	0.037			
完全报销	1.127	6.187	0.013	3.086	1.270	7.501
部分报销	1.133	6.209	0.013	3.105	1.274	7.572
病程长短		4.594	0.101			
较短	－0.694	4.454	0.035	0.499	0.262	0.952
一般	－0.035	0.016	0.898	0.966	0.565	1.650
常数	－1.553	4.990	0.025	0.212		

第十章　依从性管理水平分析

由于尘肺病患者依从性管理水平高低的划分尚无金标准，因此本研究以量表分数 19 为界值，高于 19 者为自我管理水平高，否则为自我管理水平低。按照这一原则，共计 125 名尘肺病患者依从性管理水平相对较高，所占比例为 26.0%。

第一节　依从性管理水平单因素分析

一、性别与依从性管理水平

在依从性管理维度上，男性尘肺病患者自我管理水平相对较高者所占的比例为 24.8%，而女性尘肺病患者自我管理水平相对较高者所占的比例则为 34.4%。检验结果显示，性别不同的尘肺病患者在依从性管理维度的自我管理水平并无统计学差异（$\chi^2=2.533, p=0.111$）。如表 10-1 所示。

二、户口类型与依从性管理水平

在依从性管理维度上，城镇户口的尘肺病患者自我管理水平相对较高者所占的比例为 22.9%，而农村户口的尘肺病患者自我管理水平相对较高者所占的比例则为 28.9%。但检验结果显示，户口类型不同的尘肺病患者在依从性管理维度上的自我管理水平并无统计学差异（$\chi^2=2.197, p=0.138$）。如表 10-1 所示。

三、患者年龄与依从性管理水平

在依从性管理维度上，30 岁以下的尘肺病自我管理水平最高，高水平者所占的比例为 45.7%，其次为 35～49 岁的尘肺病患者，而 65 岁及以上的尘肺病患者自我管理水平最低，高水平者所占的比例仅为 11.8%。检验结果显示，不同年龄组的尘肺病患者在依从性管理维度上的自我管理水平也不同，差异有统计学意义（$\chi^2=21.767$，$p=0.000$）。总体趋势为：年龄越大的尘肺病患者依从性管理水平越低。如表 10-1 所示。

四、婚姻状况与依从性管理水平

在依从性管理维度上，未婚的尘肺病患者自我管理水平最高，高水平者所占的比例为 31.5%，其次为离异/丧偶的尘肺病患者，而已婚的尘肺病患者自我管理水平则最低，高水平者所占的比例为 23.7%。但检验结果显示，婚姻状况不同的尘肺病患者在依从性管理维度上的自我管理水平并无统计学差异（$\chi^2=2.819$，$p=0.246$）。如表 10-1 所示。

五、文化水平与依从性管理水平

在依从性管理维度上，初中及以下文化水平的尘肺病患者自我管理水平最低，高水平者所占的比例为 17.3%，其次为高中文化水平的尘肺病患者，而大专及以上文化水平的尘肺病患者自我管理水平最高，高水平者所占的比例为 62.5%。检验结果显示，文化水平不同的尘肺病患者在依从性管理维度上的自我管理水平也不同，差异有统计学意义（$\chi^2=35.599$，$p=0.000$）。总体趋势为：文化水平越高的尘肺病患者依从性管理水平就越高。如表 10-1 所示。

六、收入水平与依从性管理水平

在依从性管理维度上，月收入 6000 元及以上的尘肺病患者自我管理水平最低，高水平者所占的比例为 25.2%，其次为月收入 3000～5999 元的尘肺病患者，而月收入 3000 元以下的尘肺病患者自我管理水平最高，高水平者所占的比例为 27.1%。但检验结果显示，收入水平不同的尘肺病患者在依从性管理维度上的自我管理水平并无统计学差异（$\chi^2=0.136$，$p=0.943$）。如表 10-1 所示。

七、就诊地点与依从性管理水平

在依从性管理维度上，门诊的尘肺病患者自我管理水平相对较高，高水平者所占的比例为 26.3%，而住院的尘肺病患者自我管理水平较低，高水平者所占的比例为 25.9%。但检验结果显示，就诊地点不同的尘肺病患者在依从性管理维度上的自我管理水平并无统计学差异（$\chi^2=0.009$，$p=0.927$）。如表 10-1 所示。

八、督导与依从性管理水平

在依从性管理维度上，有人督导的尘肺病患者自我管理水平相对较高，高水平者所占的比例为 31.3%，而无人督导的尘肺病患者自我管理水平较低，高水平者所占的比例为22.8%。检验结果显示,有人督导与无人督导的尘肺病患者在依从性管理维度上的自我管理水平也不同,前者高于后者,差异有统计学意义($\chi^2=4.239, p=0.040$)。如表10-1所示。

九、健康教育与依从性管理水平

在依从性管理维度上,接受过健康教育的尘肺病患者自我管理水平相对较高,自我管理高水平者所占的比例为34.9%,而未接受过健康教育的尘肺病患者自我管理水平较低,高水平者所占的比例为22.2%。检验结果显示,接受过健康教育与未接受过健康教育的尘肺病患者在依从性管理维度上的自我管理水平也不同,前者高于后者,差异有统计学意义($\chi^2=8.610, p=0.003$)。如表10-1所示。

十、尘肺病类型与依从性管理水平

在依从性管理维度上,硅肺患者自我管理水平较低,自我管理高水平者所占的比例为25.3%,而其他类型的尘肺病患者自我管理水平相对较高,高水平者所占的比例为26.9%。但检验结果显示,类型不同的尘肺病患者在依从性管理维度上自我管理水平并无统计学差异($\chi^2=0.154, p=0.695$)。如表10-1所示。

十一、尘肺病分期与依从性管理水平

在依从性管理维度上,处于一期的尘肺病患者自我管理水平最高,自我管理高水平者所占的比例为38.5%,其次为二期的尘肺病患者,而处于三期的尘肺病患者自我管理水平最低,高水平者所占的比例为25.0%。检验结果显示,分期不同的尘肺病患者在依从性管理维度上自我管理水平也不同,差异有统计学意义($\chi^2=26.052, p=0.000$)。如表10-1所示。

十二、报销方式与依从性管理水平

在依从性管理维度上,医疗费用完全报销的尘肺病患者自我管理水平最高,自我管理高水平者所占的比例为28.5%,其次为医疗费用部分报销的尘肺病患者,而医疗费用不报销的尘肺病患者自我管理水平最低,高水平者所占的比例为17.5%。但检验结果显示,报销方式不同的尘肺病患者在依从性管理维度上自我管理水平并无统计学差异($\chi^2=2.481, p=0.291$)。如表10-1所示。

十三、并发症与依从性管理水平

在依从性管理维度上,有并发症的尘肺病患者自我管理水平相对较高,自我管理高水平者所占的比例为26.1%,而无并发症的尘肺病患者自我管理水平

则较低，高水平者所占的比例为 25.7%。但检验结果显示，报有并发症与无并发症的尘肺病患者在依从性管理维度上自我管理水平并无统计学差异（$\chi^2=0.007$，$p=0.931$）。如表 10-1 所示。

十四、病程长短与依从性管理水平

在依从性管理维度上，病程较长的尘肺病患者自我管理水平相对较高，自我管理高水平者所占的比例为 39.4%，其次为病程一般的尘肺病患者，而病程较短的尘肺病患者自我管理水平最低，高水平者所占的比例为 13.2%。检验结果显示，病程不同的尘肺病患者在依从性管理维度上自我管理水平也不同，差异有统计学意义（$\chi^2=19.474$，$p=0.000$）。如表 10-1 所示。

综上所述，单因素分析初步确定了 6 个与依从性管理水平相关的因素：年龄、文化水平、尘肺分期、督导、健康教育及病程长短。

表 10-1　　尘肺病患者依从性管理水平单因素分析结果

项目	低水平	高水平	高水平率	χ^2 值	p 值
性别				2.533	0.111
男性	313	103	24.8		
女性	42	22	34.4		
户口类型				2.197	0.138
城镇户口	175	52	22.9		
农村户口	180	73	28.9		
患者年龄				21.767	0.000
0～34 岁	38	32	45.7		
35～49 岁	84	30	26.3		
50～64 岁	166	54	24.5		
65 岁及以上	67	9	11.8		
婚姻状况				2.819	0.246
未婚	76	35	31.5		
已婚	241	75	23.7		
离异/丧偶	38	15	28.3		
文化水平				35.599	0.000
初中及以下	230	48	17.3		
高中	113	57	33.5		

续表

项目	低水平	高水平	高水平率	χ^2 值	p 值
大专及以上	12	20	62.5		
患者月收入(元)				0.136	0.943
0～2999	70	26	27.1		
3000～5999	172	61	26.2		
6000 及以上	113	38	25.2		
就诊地点				0.009	0.927
门诊	129	46	26.3		
住院	226	79	25.9		
督导与否				4.239	0.040
有人督导	125	57	31.3		
无人督导	230	68	22.8		
健康教育				8.610	0.003
接受过健康教育	95	51	34.9		
未接受过健康教育	260	74	22.2		
尘肺类型				0.154	0.695
硅肺	189	64	25.3		
其他尘肺病	166	61	26.9		
尘肺病分期				26.052	0.000
一期	177	93	34.4		
二期	144	30	17.2		
三期	34	2	5.6		
报销方式				2.481	0.291
完全报销	191	76	28.5		
部分报销	131	42	24.3		
不报销	33	7	17.5		
并发症				0.007	0.931
无并发症	78	27	25.7		
有并发症	277	98	26.1		

续表

项目	低水平	高水平	高水平率	χ^2 值	p 值
病程长短				19.474	0.000
较短	92	14	13.2		
一般	66	43	39.4		
较长	197	68	25.7		

第二节　依从性管理水平多因素分析

一、回归模型的构建

以尘肺病患者依从性管理水平为因变量，以单因素分析中有统计学意义的6个指标为自变量，建立二分类logistic回归模型。如表10-2所示。

表10-2　logistic回归模型的变量及赋值

变量	赋值
因变量(管理水平)	0=水平低;1=水平高
文化水平	1=初中及以下;2=高中;3=大专及以上
年龄	1=35岁以下;2=35～49岁;3=50～64岁;4=65岁及以上
尘肺分期	1=一期;2=二期;3=三期
健康教育	1=接受过健康教育;2=未接受过健康教育
督导与否	1=有人督导;2=无人督导
病程长短	1=较短;2=一般;3=较长

二、回归结果分析

分析结果显示，与尘肺病患者依从性管理水平相关的因素有3个，分别为文化水平、年龄及尘肺分期，如表10-3所示。

(一)文化水平与依从性管理水平

与大专及以上文化水平的尘肺病患者相比，初中及以下以及高中文化水平的尘肺病患者，依从性管理水平相对较高，差异有统计学意义。分析结果显示，二者的OR值分别为0.154和0.297。这说明，文化水平越高的尘肺病患者依从性管理水平越高。

(二)年龄与依从性管理水平

与65岁及以上的尘肺病患者相比,35岁以下、35～49岁及50～64岁的尘肺病患者依从性管理水平相对较高,差异有统计学意义。分析结果显示,三者的OR值分别为3.905、2.513和2.858。这说明,不同年龄组的尘肺病患者中,35岁及以下的尘肺病患者依从性管理水平最高,其次为50～64岁患者,而65岁及以上的患者依从性管理水平最低。

(三)尘肺分期与依从性管理水平

与三期尘肺相比,处于一期的尘肺病患者依从性管理水平相对较高,差异有统计学意义(OR=5.113,p=0.034)。

综上所述,本研究调查结果显示,尘肺病患者在依从性管理维度的自我管理水平较低,单因素及多因素分析结果显示,与尘肺病患者依从性管理水平相关的因素有3个,分别为文化水平、年龄及尘肺分期。

表10-3　　尘肺病患者依从性管理水平多因素分析结果

变量	B	Wald	Sig.	OR	95%CI	
					Lower	Upper
文化水平		12.845	0.002			
初中及以下	−1.873	12.736	0.000	0.154	0.055	0.430
高中	−1.213	6.972	0.008	0.297	0.121	0.731
患者年龄		8.507	0.037			
0～34岁	1.362	8.362	0.004	3.905	1.551	9.830
35～49岁	0.921	3.874	0.049	2.513	1.004	6.290
50岁及以上	1.050	5.120	0.024	2.858	1.151	7.098
尘肺病分期		4.878	0.087			
一期	1.632	4.478	0.034	5.113	1.128	23.178
二期	1.321	2.921	0.087	3.747	0.824	17.049
健康教育	−0.264	0.719	0.396	0.768	0.417	1.413
有人督导	−0.081	0.091	0.763	0.922	0.544	1.563
病程长短		1.441	0.487			
较短	−0.103	0.072	0.788	0.902	0.426	1.911
一般	0.319	1.145	0.284	1.375	0.767	2.466
常数	−1.933	3.928	0.047	0.145		

第十一章　日常生活管理水平分析

由于尘肺病患者日常生活管理水平高低的划分尚无金标准，因此本研究以量表分数28为界值，高于28者为自我管理水平高，否则为自我管理水平低。按照这一原则，共计131名尘肺病患者日常生活管理水平相对较高，所占比例为27.3%。

第一节　日常生活管理水平单因素分析

一、性别与日常生活管理水平

在日常生活管理维度上，男性尘肺病患者自我管理水平相对较高者所占的比例为25.7%，而女性尘肺病患者自我管理水平相对较高者所占的比例则为37.5%。检验结果显示，性别不同的尘肺病患者日常生活管理水平并无统计学差异($\chi^2=3.673$，$p=0.055$)。如表11-1所示。

二、户口类型与日常生活管理水平

在日常生活管理维度上，城镇户口与农村户口的尘肺病患者，自我管理水平相对较高者所占的比例均为27.3%。检验结果显示，户口类型不同的尘肺病患者在日常生活管理维度上的自我管理水平并无统计学差异($\chi^2=0.000$，$p=1.000$)。如表11-1所示。

三、患者年龄与日常生活管理水平

在日常生活管理维度上，30岁以下的尘肺病自我管理水平最高，高水平者所占的比例为51.4%，其次为50～64岁的尘肺病患者，而65岁及以上的尘肺病患者自我管理水平最低，高水平者所占的比例仅为18.4%。检验结果显示，不同年龄组的尘肺病患者在日常生活管理维度上的自我管理水平也不同，差异有统计学意义($\chi^2=22.898, p=0.000$)。如表 11-1 所示。

四、婚姻状况与日常生活管理水平

在日常生活管理维度上,未婚的尘肺病患者自我管理水平最高,高水平者所占的比例为 27.9%,其次为已婚的尘肺病患者,而离异/丧偶的尘肺病患者自我管理水平则最低,高水平者所占的比例为 26.4%。但检验结果显示,婚姻状况不同的尘肺病患者在日常生活管理维度上的自我管理水平并无统计学差异($\chi^2=0.056, p=0.987$)。如表 11-1 所示。

五、文化水平与日常生活管理水平

在日常生活管理维度上,初中及以下文化水平的尘肺病患者自我管理水平最低,高水平者所占的比例为 16.2%,其次为高中文化水平的尘肺病患者,而大专及以上文化水平的尘肺病患者,自我管理水平最高,高水平者所占的比例为 78.1%。检验结果显示,文化水平不同的尘肺病患者,在日常生活管理维度上的自我管理水平也不同,差异有统计学意义($\chi^2=60.617, p=0.000$)。总体趋势为:文化水平越高的尘肺病患者日常生活管理水平就越高。如表 11-1 所示。

六、收入水平与日常生活管理水平

在日常生活管理维度上,月收入 6000 元及以上的尘肺病患者自我管理水平最高,高水平者所占的比例为 30.5%,其次为月收入 3000~5999 元的尘肺病患者,而月收入 3000 元以下的尘肺病患者自我管理水平最低,高水平者所占的比例为 22.9%。但检验结果显示,收入水平不同的尘肺病患者在日常生活管理维度上的自我管理水平并无统计学差异($\chi^2=1.673, p=0.441$)。如表 11-1 所示。

七、就诊地点与日常生活管理水平

在日常生活管理维度上,门诊的尘肺病患者自我管理水平较低,高水平者所占的比例为 20.6%,而住院的尘肺病患者自我管理水平相对较高,高水平者所占的比例为 31.1%。检验结果显示,就诊地点不同的尘肺病患者在日常生活管理维度上的自我管理水平也不同,后者高于前者,差异有统计学意义($\chi^2=6.446, p=0.011$)。如表 11-1 所示。

八、督导与日常生活管理水平

在日常生活管理维度上,有人督导的尘肺病患者自我管理水平相对较高,高水平者所占的比例为 39.0%,而无人督导的尘肺病患者自我管理水平较低,高水平者所占的比例为 20.1%。检验结果显示,有人督导与无人督导的尘肺病患者在日常生活管理维度上的自我管理水平也不同，前者高于后者，差异有统计学意义（$\chi^2=20.290, p=0.000$）。如表 11-1 所示。

九、健康教育与日常生活管理水平

在日常生活管理维度上，接受过健康教育的尘肺病患者自我管理水平相对较高，自我管理高水平者所占的比例为 41.1%，而未接受过健康教育的尘肺病患者自我管理水平较低，高水平者所占的比例为 21.3%。检验结果显示，接受过健康教育与未接受过健康教育的尘肺病患者在日常生活管理维度上的自我管理水平也不同，前者高于后者，差异有统计学意义（$\chi^2=20.149, p=0.000$）。如表 11-1 所示。

十、尘肺病类型与日常生活管理水平

在日常生活管理维度上，硅肺患者自我管理水平较低，自我管理高水平者所占的比例为 21.3%，而其他类型的尘肺病患者自我管理水平相对较高，高水平者所占的比例为 33.9%。检验结果显示，类型不同的尘肺病患者在日常生活管理维度上自我管理水平也不同，差异有统计学意义（$\chi^2=9.537, p=0.002$）。如表 11-1 所示。

十一、尘肺病分期与日常生活管理水平

在日常生活管理维度上，处于一期的尘肺病患者自我管理水平最高，自我管理高水平者所占的比例为 37.0%，其次为二期的尘肺病患者，而处于三期的尘肺病患者自我管理水平最低，高水平者所占的比例为 11.1%。检验结果显示，分期不同的尘肺病患者在日常生活管理维度上自我管理水平也不同，差异有统计学意义（$\chi^2=30.544, p=0.000$）。总体趋势为：病情越严重的尘肺病患者，日常生活管理水平就越低。如表 11-1 所示。

十二、报销方式与日常生活管理水平

在日常生活管理维度上，医疗费用完全报销的尘肺病患者自我管理水平最高，自我管理高水平者所占的比例为 28.1%，其次为医疗费用部分报销的尘肺病患者，而医疗费用不报销的尘肺病患者自我管理水平最低，高水平者所占的比例为 20.0%。但检验结果显示，报销方式不同的尘肺病患者在日常生活管理维度上自我管理水平并无统计学差异（$\chi^2=1.086, p=0.598$）。如表 11-1 所示。

十三、并发症与日常生活管理水平

在日常生活管理维度上，无并发症的尘肺病患者自我管理水平相对较高，

自我管理高水平者所占的比例为28.6%，而有并发症的尘肺病患者自我管理水平则较低，高水平者所占的比例为26.9%。但检验结果显示，报有并发症与无并发症的尘肺病患者在日常生活管理维度上自我管理水平并无统计学差异（$\chi^2=0.110, p=0.740$）。如表11-1所示。

十四、病程长短与日常生活管理水平

在日常生活管理维度上，病程一般的尘肺病患者自我管理水平相对较高，自我管理高水平者所占的比例为43.1%，其次为病程较长的尘肺病患者，而病程较短的尘肺病患者自我管理水平最低，高水平者所占的比例为12.3%。检验结果显示，病程不同的尘肺病患者在日常生活管理维度上自我管理水平也不同，差异有统计学意义（$\chi^2=26.340, p=0.000$）。如表11-1所示。

综上所述，单因素分析初步确定了8个与日常生活管理水平相关的因素：年龄、文化水平、尘肺分期、尘肺类型、督导、健康教育、就诊地点及病程长短。

表11-1　尘肺病患者日常生活管理水平单因素分析结果

项目	低水平	高水平	高水平率	χ^2值	p值
性别				3.673	0.055
男性	309	107	25.7		
女性	40	24	37.5		
户口类型				0.000	1.000
城镇户口	165	62	27.3		
农村户口	184	69	27.3		
患者年龄				22.898	0.000
0～34岁	34	36	51.4		
35～49岁	87	27	23.7		
50～64岁	166	54	24.5		
65岁及以上	62	14	18.4		
婚姻状况				0.056	0.987
未婚	80	31	27.9		
已婚	230	86	27.2		
离异/丧偶	39	14	26.4		
文化水平				60.617	0.000
初中及以下	233	45	16.2		

续表

项目	低水平	高水平	高水平率	χ^2 值	p 值
高中	109	61	35.9		
大专及以上	7	25	78.1		
患者月收入(元)				1.673	0.441
0～2999	74	22	22.9		
3000～5999	170	63	27.0		
6000 及以上	105	46	30.5		
就诊地点				6.446	0.011
门诊	139	36	20.6		
住院	210	95	31.1		
督导与否				20.290	0.000
有人督导	111	71	39.0		
无人督导	238	60	20.1		
健康教育				20.149	0.000
接受过健康教育	86	60	41.1		
未接受过健康教育	263	71	21.3		
尘肺类型				9.537	0.002
硅肺	199	54	21.3		
其他尘肺病	150	77	33.9		
尘肺病分期				30.544	0.000
一期	170	100	37.0		
二期	147	27	15.5		
三期	32	4	11.1		
报销方式				1.086	0.598
完全报销	192	75	28.1		
部分报销	125	48	27.7		
不报销	32	8	20.0		
并发症				0.110	0.740
无并发症	75	30	28.6		
有并发症	274	101	26.9		

续表

项目	低水平	高水平	高水平率	χ^2 值	p 值
病程长短				26.340	0.000
较短	93	13	12.3		
一般	62	47	43.1		
较长	194	71	26.8		

第二节 日常生活管理水平多因素分析

一、回归模型的构建

以尘肺病患者日常生活管理水平为因变量，以单因素分析中有统计学意义的8个指标为自变量，即年龄、文化水平、尘肺分期、尘肺病类型、督导、健康教育、就诊地点及病程长短，建立二分类 logistic 回归模型，如表 11-2 所示。

表 11-2 logistic 回归模型的变量及赋值

变量	赋值
因变量(管理水平)	0=水平低；1=水平高
文化水平	1=初中及以下；2=高中；3=大专及以上
年龄	1=35 岁以下；2=35～49 岁；3=50～64 岁；4=65 岁及以上
尘肺分期	1=一期；2=二期；3=三期
尘肺病类型	1=硅肺；2=其他尘肺
健康教育	1=接受过健康教育；2=未接受过健康教育
督导与否	1=有人督导；2=无人督导
就诊地点	1=门诊；2=住院
病程长短	1=较短；2=一般；3=较长

二、回归结果分析

分析结果显示，与尘肺病患者日常生活管理水平相关的因素有 4 个，分别为文化水平、年龄、尘肺类型及就诊地点，如表 11-3 所示。

(一)文化水平与日常生活管理水平

与大专及以上文化水平的尘肺病患者相比，初中及以下以及高中文化水平的尘肺病患者，对日常生活的管理水平较低，差异有统计学意义。分析结果显示，二者的 OR 值分别为 0.089 和 0.165。这说明，在所有的尘肺病患者中，文化水平越高的患者，对日常生活的管理水平越高。

(二)年龄与日常生活管理水平

与 65 岁及以上的尘肺病患者相比，35 岁及以下的尘肺病患者日常生活管理水平相对较高，差异有统计学意义(OR=2.769，p=0.027)。

(三)尘肺类型与日常生活管理水平

与其他类型的尘肺病患者相比，硅肺患者对日常生活的管理水平较低，差异有统计学意义(OR=0.553，p=0.011)。

(四)就诊地点与日常生活管理水平

与住院治疗的尘肺病患者相比，门诊治疗的尘肺病患者对日常生活的管理水平较低，差异有统计学意义(OR=0.547，p=0.007)。

表 11-3　　尘肺病患者日常生活管理水平多因素分析结果

变量	B	Wald	Sig.	OR	95%CI	
					Lower	Upper
文化水平		18.120	0.000			
初中及以下	−2.414	18.120	0.000	0.089	0.029	0.272
高中	−1.801	12.202	0.000	0.165	0.060	0.454
患者年龄		6.418	0.093			
0～34 岁	1.019	4.872	0.027	2.769	1.121	6.842
35～49 岁	0.212	0.224	0.636	1.236	0.514	2.977
50 岁及以上	0.416	0.899	0.343	1.516	0.641	3.584
尘肺病分期		2.575	0.276			
一期	0.706	1.404	0.236	2.025	0.630	6.506
二期	0.273	0.208	0.648	1.314	0.406	4.250
硅肺	−0.592	6.527	0.011	0.553	0.351	0.871
健康教育	−0.390	1.484	0.223	0.677	0.361	1.268
有人督导	0.431	2.524	0.112	1.539	0.904	2.619
门诊	−0.603	5.686	0.017	0.547	0.334	0.898
病程长短		1.714	0.425			
较短	−0.420	1.040	0.308	0.657	0.293	1.472
一般	0.174	0.326	0.568	1.190	0.655	2.162
常数	0.523	0.357	0.550	1.687		

第十二章　情绪管理水平分析

由于尘肺病患者情绪管理水平高低的划分尚无金标准，因此本研究以量表分数 15 为界值，高于 15 分者为自我管理水平高，否则为自我管理水平低。

第一节　情绪管理水平单因素分析

一、性别与情绪管理水平

在情绪管理维度上，男性尘肺病患者自我管理水平相对较高者所占的比例为 36.3%，而女性尘肺病患者自我管理水平相对较高者所占的比例则为 37.5%。检验结果显示，性别不同的尘肺病患者在情绪管理维度的自我管理水平并无统计学差异（$\chi^2=0.034, p=0.853$）。如表 12-1 所示。

二、户口类型与情绪管理水平

在情绪管理维度上，城镇户口、农村户口的尘肺病患者，自我管理水平相对较高者所占的比例分别为 34.4%和 38.3%。检验结果显示，户口类型不同的尘肺病患者在情绪管理维度上的自我管理水平并无统计学差异（$\chi^2=0.818, p=0.366$）。如表 12-1 所示。

三、患者年龄与情绪管理水平

在情绪管理维度上，30 岁以下的尘肺病自我管理水平最高，高水平者所占的比例为 48.6%，其次为 35～49 岁的尘肺病患者，而 65 岁及以上的尘肺病患者自我管理水平最低，高水平者所占的比例仅为 22.4%。检验结果显示，不同年龄组的尘肺病患者在情绪管理维度上的自我管理水平也不同，差异有统计学意义（$\chi^2=11.221, p=0.010$）。总体趋势为：年龄越大的尘肺病患者情绪管理水平越低。如表 12-1 所示。

四、婚姻状况与情绪管理水平

在情绪管理维度上，未婚的尘肺病患者自我管理水平最高，高水平者所占的比例为 38.7%，其次为已婚的尘肺病患者，而离异/丧偶的尘肺病患者自我管理水平则最低，高水平者所占的比例为 30.2%。但检验结果显示，婚姻状况不同的尘肺病患者在情绪管理维度上的自我管理水平并无统计学差异（$\chi^2=1.130$，$p=0.565$）。如表 12-1 所示。

五、文化水平与情绪管理水平

在情绪管理维度上，初中及以下文化水平的尘肺病患者自我管理水平最低，高水平者所占的比例为 29.1%，其次为高中文化水平的尘肺病患者，而大专及以上文化水平的尘肺病患者，自我管理水平最高，高水平者所占的比例为 62.5%。检验结果显示，文化水平不同的尘肺病患者在情绪管理维度上的自我管理水平也不同，差异有统计学意义（$\chi^2=19.117$，$p=0.000$）。总体趋势为：文化水平越高的尘肺病患者情绪管理水平就越高。如表 12-1 所示。

六、收入水平与情绪管理水平

在情绪管理维度上，月收入 3000～5999 元的尘肺病患者自我管理水平最高，高水平者所占的比例为 37.8%，其次为月收入 3000 元以下的尘肺病患者，而月收入 6000 元及以上的尘肺病患者自我管理水平最低，高水平者所占的比例为 33.8%。但检验结果显示，收入水平不同的尘肺病患者在情绪管理维度上的自我管理水平并无统计学差异（$\chi^2=0.693$，$p=0.710$）。如表 12-1 所示。

七、就诊地点与情绪管理水平

在情绪管理维度上，门诊的尘肺病患者自我管理水平较低，高水平者所占的比例为 34.9%，而住院的尘肺病患者自我管理水平相对较高，高水平者所占的比例为 37.4%。检验结果显示，就诊地点不同的尘肺病患者在情绪管理维度上的自我管理水平并无统计学差异（$\chi^2=0.305$，$p=0.581$）。如表 12-1 所示。

八、督导与情绪管理水平

在情绪管理维度上，有人督导的尘肺病患者自我管理水平相对较高，高水平者所占的比例为 45.1%，而无人督导的尘肺病患者自我管理水平较低，高水平者所占的比例为 31.2%。检验结果显示，有人督导与无人督导的尘肺病患者在情绪管理维度上的自我管理水平也不同，前者高于后者，差异有统计学意义（$\chi^2=9.352$，$p=0.002$）。如表 12-1 所示。

九、健康教育与情绪管理水平

在情绪管理维度上，接受过健康教育的尘肺病患者自我管理水平相对较高，自我管理高水平者所占的比例为 45.9%，而未接受过健康教育的尘肺病患者自我管理水平较低，高水平者所占的比例为 32.3%。检验结果显示，接受过健康教育与未接受过健康教育的尘肺病患者在情绪管理维度上的自我管理水平也不同，前者高于后者，差异有统计学意义（$\chi^2=8.058$，$p=0.005$）。如表 12-1 所示。

十、尘肺病类型与情绪管理水平

在情绪管理维度上，硅肺患者自我管理水平较低，自我管理高水平者所占的比例为 34.8%，而其他类型的尘肺病患者自我管理水平相对较高，高水平者所占的比例为 38.3%。检验结果显示，类型不同的尘肺病患者在情绪管理维度上自我管理水平并无统计学差异（$\chi^2=0.648$，$p=0.421$）。如表 12-1 所示。

十一、尘肺病分期与情绪管理水平

在情绪管理维度上，处于一期的尘肺病患者自我管理水平最高，自我管理高水平者所占的比例为 44.4%，其次为二期的尘肺病患者，而处于三期的尘肺病患者自我管理水平最低，高水平者所占的比例为 19.4%。检验结果显示，分期不同的尘肺病患者在情绪管理维度上自我管理水平也不同，差异有统计学意义（$\chi^2=17.923$，$p=0.000$）。总体趋势为：病情越严重的尘肺病患者，情绪管理水平就越低。如表 12-1 所示。

十二、报销方式与情绪管理水平

在情绪管理维度上，医疗费用完全报销的尘肺病患者自我管理水平最高，自我管理高水平者所占的比例为 39.7%，其次为医疗费用部分报销的尘肺病患者，而医疗费用不报销的尘肺病患者自我管理水平最低，高水平者所占的比例为 30.0%。但检验结果显示，报销方式不同的尘肺病患者在情绪管理维度上自我管理水平并无统计学差异（$\chi^2=2.780$，$p=0.238$）。如表 12-1 所示。

十三、并发症与情绪管理水平

在情绪管理维度上，无并发症的尘肺病患者自我管理水平相对较高，自我管理高水平者所占的比例为 40.0%，而有并发症的尘肺病患者自我管理水平则较低，高水平者所占的比例为 35.5%。但检验结果显示，报有并发症与无并发症的尘肺病患者在情绪管理维度上自我管理水平并无统计学差异（$\chi^2=$

0.728，p=0.394）。如表 12-1 所示。

十四、病程长短与情绪管理水平

在情绪管理维度上，病程一般的尘肺病患者自我管理水平相对较高，自我管理高水平者所占的比例为 55.0%，其次为病程较长的尘肺病患者，而病程较短的尘肺病患者自我管理水平最低，高水平者所占的比例为 17.9%。检验结果显示，病程不同的尘肺病患者在情绪管理维度上自我管理水平也不同，差异有统计学意义（χ^2 =32.711，p=0.000）。如表 12-1 所示。

综上所述，单因素分析初步确定了 6 个与情绪管理水平相关的因素：年龄、文化水平、健康教育、督导、尘肺分期及病程长短。

表 12-1　　尘肺病患者情绪管理水平单因素分析结果

项目	低水平	高水平	高水平率	χ^2 值	p 值
性别				0.034	0.853
男性	265	151	36.3		
女性	40	24	37.5		
户口类型				0.818	0.366
城镇户口	149	78	34.4		
农村户口	156	97	38.3		
患者年龄				11.221	0.010
0～34 岁	36	34	48.6		
35～49 岁	71	43	37.7		
50～64 岁	139	81	36.8		
65 岁及以上	59	17	22.4		
婚姻状况				1.130	0.565
未婚	68	43	38.7		
已婚	200	116	36.7		
离异/丧偶	37	16	30.2		
文化水平				19.117	0.000
初中及以下	197	81	29.1		
高中	96	74	43.5		
大专及以上	12	20	62.5		

续表

项目	低水平	高水平	高水平率	χ^2 值	p 值
患者月收入(元)				0.693	0.710
0～2999	60	36	37.5		
3000～5999	145	88	37.8		
6000 及以上	100	51	33.8		
就诊地点				0.305	0.581
门诊	114	61	34.9		
住院	191	114	37.4		
督导与否				9.352	0.002
有人督导	100	82	45.1		
无人督导	205	93	31.2		
健康教育				8.058	0.005
接受过健康教育	79	67	45.9		
未接受过健康教育	226	108	32.3		
尘肺类型				0.648	0.421
硅肺	165	88	34.8		
其他尘肺病	140	87	38.3		
尘肺病分期				17.923	0.000
一期	150	120	44.4		
二期	126	48	27.6		
三期	29	7	19.4		
报销方式				2.780	0.238
完全报销	161	106	39.7		
部分报销	116	57	32.9		
不报销	28	12	30.0		
并发症				0.728	0.394
无并发症	63	42	40.0		
有并发症	242	133	35.5		
病程长短				32.711	0.000
较短	87	19	17.9		

续表

项目	低水平	高水平	高水平率	χ^2 值	p 值
一般	49	60	55.0		
较长	169	96	36.2		

第二节　情绪管理水平多因素分析

一、回归模型的构建

以尘肺病患者情绪管理水平为因变量，以单因素分析中有统计学意义的6个指标为自变量，建立二分类 logistic 回归模型，如表12-2所示。

表12-2　logistic 回归模型的变量及赋值

变量	赋值
因变量(管理水平)	0＝水平低；1＝水平高
文化水平	1＝初中及以下；2＝高中；3＝大专及以上
年龄	1＝35岁以下；2＝35～49岁；3＝50～64岁；4＝65岁及以上
尘肺分期	1＝一期；2＝二期；3＝三期
健康教育	1＝接受；2＝未接受
督导与否	1＝有人督导；2＝无人督导
病程长短	1＝较短；2＝一般；3＝较长

二、回归结果分析

分析结果显示，与尘肺病患者情绪管理水平相关的因素为病程长短，如表12-3所示。

与对照组即病程较长的尘肺病患者相比，病程一般的尘肺病患者情绪管理水平较高，差异有统计学意义(OR＝2.007，p＝0.011)。

表12-3　尘肺病患者情绪管理水平多因素分析结果

变量	B	Wald	Sig.	OR	95%CI	
					Lower	Upper
文化水平		3.459	0.177			
初中及以下	−0.890	3.165	0.075	0.411	0.154	1.095

续表

变 量	B	Wald	Sig.	OR	95%CI	
					Lower	Upper
高中	−0.788	3.114	0.078	0.455	0.190	1.091
患者年龄		2.417	0.491			
0～34岁	0.531	1.703	0.192	1.701	0.766	3.780
35～49岁	0.516	1.820	0.177	1.675	0.792	3.543
50岁及以上	0.547	2.087	0.149	1.728	0.823	3.628
尘肺病分期		2.235	0.327			
一期	0.660	1.843	0.175	1.935	0.746	5.021
二期	0.396	0.675	0.411	1.486	0.578	3.820
健康教育	−0.258	0.826	0.364	0.773	0.443	1.347
有人督导	0.313	1.736	0.188	1.367	0.859	2.176
病程长短		11.959	0.003			
较短	−0.545	2.561	0.110	0.580	0.298	1.130
一般	0.697	6.526	0.011	2.007	1.176	3.426
常数	−0.868	1.370	0.242	0.420		

第十三章 自我管理效能水平分析

由于尘肺病患者自我管理效能高低的划分尚无金标准，因此本研究以量表分数 33 为界值，高于 33 分者为自我管理效能高，否则为自我管理效能低。按照这一原则，共计 130 名尘肺病患者自我管理效能相对较高，所占比例为 27.1%。

第一节 自我管理效能单因素分析

一、性别与自我管理效能水平

在自我管理效能维度上，男性尘肺病患者自我管理水平相对较高者所占的比例为 25.7%，而女性尘肺病患者自我管理水平相对较高者所占的比例则为 35.9%。检验结果显示，性别不同的尘肺病患者在自我管理效能维度的自我管理水平并无统计学差异（$\chi^2=2.791, p=0.095$）。如表 13-1 所示。

二、户口类型与自我管理效能水平

在自我管理效能维度上，城镇户口、农村户口的尘肺病患者，自我管理水平相对较高者所占的比例分别为 30.4%和 24.1%。检验结果显示，户口类型不同的尘肺病患者在自我管理效能维度上的自我管理水平并无统计学差异（$\chi^2=2.394, p=0.122$）。如表 13-1 所示。

三、患者年龄与自我管理效能水平

在自我管理效能维度上，30 岁以下的尘肺病自我管理水平最高，高水平者所占的比例为 44.3%，其次为 50～64 岁的尘肺病患者，而 65 岁及以上的尘肺病患者自我管理水平最低，高水平者所占的比例仅为 18.4%。检验结果显示，不同年龄组的尘肺病患者在自我管理效能维度上的自我管理水平也不同，差异有统计学意义(χ^2 =12.982, p=0.004)。如表 13-1 所示。

四、婚姻状况与自我管理效能水平

在自我管理效能维度上,未婚的尘肺病患者自我管理水平最高,高水平者所占的比例为 31.5%,其次为离异/丧偶的尘肺病患者,而已婚的尘肺病患者自我管理水平则最低,高水平者所占的比例为 25.3%。但检验结果显示,婚姻状况不同的尘肺病患者在自我管理效能维度上的自我管理水平并无统计学差异(χ^2 =1.715, p=0.422)。如表 13-1 所示。

五、文化水平与自我管理效能水平

在自我管理效能维度上,初中及以下文化水平的尘肺病患者自我管理水平最低,高水平者所占的比例为 12.9%,其次为高中文化水平的尘肺病患者,而大专及以上文化水平的尘肺病患者,自我管理水平最高,高水平者所占的比例为 81.3%。检验结果显示,文化水平不同的尘肺病患者在自我管理效能维度上的自我管理水平也不同,差异有统计学意义(χ^2 =86.126, p=0.000)。总体趋势为:文化水平越高的尘肺病患者自我管理效能水平就越高。如表 13-1 所示。

六、收入水平与自我管理效能水平

在自我管理效能维度上, 月收入 3000 元以下的尘肺病患者自我管理水平最高,高水平者所占的比例为 30.2%,其次为月收入 6000 元及以上的尘肺病患者,而月收入 3000～5999 元的尘肺病患者自我管理水平最低,高水平者所占的比例为 25.3%。但检验结果显示,收入水平不同的尘肺病患者在自我管理效能维度上的自我管理水平并无统计学差异(χ^2 =0.927, p=0.638)。如表 13-1 所示。

七、就诊地点与自我管理效能水平

在自我管理效能维度上,门诊的尘肺病患者自我管理水平较高,高水平者所占的比例为 28.0%,而住院的尘肺病患者自我管理水平相对较低,高水平者所占的比例为 26.6%。检验结果显示,就诊地点不同的尘肺病患者在自我管理效能维度上的自我管理水平并无统计学差异(χ^2 =0.117, p=0.732)。如表 13-1 所示。

八、督导与自我管理效能水平

在自我管理效能维度上,有人督导的尘肺病患者自我管理水平相对较高,高水平者所占的比例为 46.7%,而无人督导的尘肺病患者自我管理水平较低,高水平者所占的比例为 15.1%。检验结果显示,有人督导与无人督导的尘肺病患者在自我管理效能维度上的自我管理水平也不同，前者高于后者，差异有统计学意义（$\chi^2=57.143$，$p=0.000$）。如表 13-1 所示。

九、健康教育与自我管理效能水平

在自我管理效能维度上，接受过健康教育的尘肺病患者自我管理水平相对较高，自我管理高水平者所占的比例为 59.6%，而未接受过健康教育的尘肺病患者自我管理水平较低，高水平者所占的比例为 12.9%。检验结果显示，接受过健康教育与未接受过健康教育的尘肺病患者在自我管理效能维度上的自我管理水平也不同，前者高于后者，差异有统计学意义（$\chi^2=112.263$，$p=0.000$）。如表 13-1 所示。

十、尘肺病类型与自我管理效能水平

在自我管理效能维度上，硅肺患者自我管理水平较低，自我管理高水平者所占的比例为 24.1%，而其他类型的尘肺病患者自我管理水平相对较高，高水平者所占的比例为 30.4%。检验结果显示，类型不同的尘肺病患者在自我管理效能维度上自我管理水平并无统计学差异（$\chi^2=2.394$，$p=0.122$）。如表 13-1 所示。

十一、尘肺病分期与自我管理效能水平

在自我管理效能维度上，处于一期的尘肺病患者自我管理水平最高，自我管理高水平者所占的比例为 37.8%，其次为三期的尘肺病患者，而处于二期的尘肺病患者自我管理水平最低，高水平者所占的比例为 13.2%。检验结果显示，分期不同的尘肺病患者在自我管理效能维度上自我管理水平也不同，差异有统计学意义（$\chi^2=36.981$，$p=0.000$）。如表 13-1 所示。

十二、报销方式与自我管理效能水平

在自我管理效能维度上，医疗费用不报销的尘肺病患者自我管理水平最高，自我管理高水平者所占的比例为 35.0%，其次为医疗费用部分报销的尘肺病患者，而医疗费用完全报销的尘肺病患者自我管理水平最低，高水平者所占的比例为 26.2%。但检验结果显示，报销方式不同的尘肺病患者在自我管理效能维度上自我管理水平并无统计学差异（$\chi^2=1.456$，$p=0.492$）。如表 13-1 所示。

十三、并发症与自我管理效能水平

在自我管理效能维度上，无并发症的尘肺病患者自我管理水平较低，自我管理高水平者所占的比例为 23.8%，而有并发症的尘肺病患者自我管理水平则

相对较高，高水平者所占的比例为 28.0%。但检验结果显示，报有并发症与无并发症的尘肺病患者在自我管理效能维度上自我管理水平并无统计学差异（$\chi^2=0.744$，$p=0.388$）。如表 13-1 所示。

十四、病程长短与自我管理效能水平

在自我管理效能维度上，病程一般的尘肺病患者自我管理水平相对较高，自我管理高水平者所占的比例为 49.5%，其次为病程较长的尘肺病患者，而病程较短的尘肺病患者自我管理水平最低，高水平者所占的比例为 8.5%。检验结果显示，病程不同的尘肺病患者在自我管理效能维度上自我管理水平也不同，差异有统计学意义（$\chi^2=47.629$，$p=0.000$）。如表 13-1 所示。

综上所述，单因素分析初步确定了 6 个与自我管理效能水平相关的因素：年龄、文化水平、督导、健康教育、尘肺分期及病程长短。

表 13-1　　尘肺病患者自我管理效能水平单因素分析结果

项目	低水平	高水平	高水平率	χ^2 值	p 值
性别				2.791	0.095
男性	309	107	25.7		
女性	41	23	35.9		
户口类型				2.394	0.122
城镇户口	158	69	30.4		
农村户口	192	61	24.1		
患者年龄				12.982	0.004
0～34 岁	39	31	44.3		
35～49 岁	85	29	25.4		
50～64 岁	164	56	25.5		
65 岁及以上	62	14	18.4		
婚姻状况				1.715	0.422
未婚	76	35	31.5		
已婚	236	80	25.3		
离异/丧偶	38	15	28.3		
文化水平				86.126	0.000
初中及以下	242	36	12.9		
高中	102	68	40.0		
大专及以上	6	26	81.3		

续表

项目	低水平	高水平	高水平率	χ^2 值	p 值
患者月收入(元)				0.927	0.638
0～2999	67	29	30.2		
3000～5999	174	59	25.3		
6000 及以上	109	42	27.8		
就诊地点				0.117	0.732
门诊	126	49	28.0		
住院	224	81	26.6		
督导与否				57.143	0.000
有人督导	97	85	46.7		
无人督导	253	45	15.1		
健康教育				112.263	0.000
接受过健康教育	59	87	59.6		
未接受过健康教育	291	43	12.9		
尘肺类型				2.394	0.122
硅肺	192	61	24.1		
其他尘肺病	158	69	30.4		
尘肺病分期				36.981	0.000
一期	168	102	37.8		
二期	151	23	13.2		
三期	31	5	13.9		
报销方式				1.456	0.492
完全报销	197	70	26.2		
部分报销	127	46	26.6		
不报销	26	14	35.0		
并发症				0.744	0.388
无并发症	80	25	23.8		
有并发症	270	105	28.0		
病程长短				47.629	0.000
较短	97	9	8.5		

续表

项目	低水平	高水平	高水平率	χ^2 值	p 值
一般	55	54	49.5		
较长	198	67	25.3		

第二节　自我管理效能多因素分析

一、回归模型的构建

以尘肺病患者自我管理效能为因变量，以单因素分析中有统计学意义的 6 个指标为自变量，建立二分类 logistic 回归模型，如表 13-2 所示。

表 13-2　　logistic 回归模型的变量及赋值

变量	赋值
因变量(管理水平)	0=水平低;1=水平高
文化水平	1=初中及以下;2=高中;3=大专及以上
年龄	1=35 岁以下;2=35～49 岁;3=50～64 岁;4=65 岁及以上
尘肺分期	1=一期;2=二期;3=三期
健康教育	1=接受过健康教育;2=未接受过健康教育
督导与否	1=有人督导;2=无人督导
病程长短	1=较短;2=一般;3=较长

二、回归结果分析

分析结果显示，与尘肺病患者自我管理效能水平相关的因素有 3 个，分别为文化水平、健康教育及督导，如表 13-3 所示。

(一)文化水平与自我管理效能

与对照组即大专及以上文化水平的尘肺病患者相比，初中及以下、高中文化水平的尘肺病患者自我管理效能相对较低，差异有统计学意义。二者的 OR 值分别为 0.088 和 0.130，这说明尘肺病患者的文化水平越高，则自我管理效能也相应越高。

(二)健康教育与自我管理效能

与未接受过健康教育的尘肺病患者，接受过健康教育的尘肺病患者自我管理效能相对较高，差异有统计学意义(OR=4.306，p=0.000)。

（三）督导与自我管理效能

与无人督导的尘肺病患者相比，有人督导的尘肺病患者自我管理效能相对较高，差异有统计学意义（OR＝1.913，p＝0.021）。

表 13-3　　尘肺病患者自我管理效能水平多因素分析结果

变量	B	Wald	Sig.	OR	95%CI	
					Lower	Upper
文化水平		15.096	0.001			
初中及以下	－2.425	14.857	0.000	0.088	0.026	0.304
高中	－2.039	12.134	0.000	0.130	0.041	0.410
患者年龄		4.099	0.251			
0～34 岁	0.306	0.354	0.552	1.358	0.496	3.717
35～49 岁	0.582	1.489	0.222	1.790	0.703	4.560
50 岁及以上	0.880	3.456	0.063	2.411	0.953	6.095
尘肺病分期		0.391	0.822			
一期	0.058	0.009	0.924	1.060	0.323	3.473
二期	－0.156	0.064	0.800	0.855	0.256	2.863
健康教育	1.460	22.804	0.000	4.306	2.365	7.840
有人督导	0.649	5.321	0.021	1.913	1.102	3.321
病程长短		2.935	0.230			
较短	－0.600	1.643	0.200	0.549	0.219	1.374
一般	0.251	0.641	0.424	1.285	0.695	2.376
常数	－0.366	0.158	0.691	0.694		

第十四章　患者自我管理水平分析

尘肺病患者的自我管理水平可通过本研究制定的量表来测评，包括症状管理、疾病知识管理、不良嗜好管理、依从性管理、日常生活管理、情绪管理及自我管理效能7个维度，共计42个条目，每个问题1～5分，总分值210分。经调查，480名尘肺病患者自我管理能力得分为123.02±18.29，说明尘肺病患者自我管理水平总体较低。

为确定影响尘肺病患者自我管理水平的主要因素，本研究从患者性别、户口类型、年龄、婚姻状况、文化水平、收入水平、急诊地点、督导、健康教育、尘肺病类型、尘肺病分期、报销方式、并发症情况及病程长短14个方面，进行单因素及多因素分析。

第一节　自我管理水平单因素分析

一、性别与患者自我管理水平

女性尘肺病患者自我管理水平相对较高，测评分数为128.17±27.83，而男性尘肺病患者自我管理水平则较低，测评分数为122.23±16.25。经检验，性别不同的尘肺病患者自我管理水平并无统计学差异（$t=1.665$，$p=0.100$）。如表14-1所示。

二、户口类型与患者自我管理水平

城镇户口的尘肺病患者自我管理水平相对较高，测评分数为124.24±16.90，而农村户口的尘肺病患者自我管理水平则较低，测评分数为121.93±19.43。经检验，户口类型不同的尘肺病患者自我管理水平并无统计学差异（$t=1.382$，$p=0.168$）。如表14-1所示。

三、年龄与患者自我管理水平

年龄越大的尘肺病患者自我管理水平测评分数越低，其中，35 岁以下的尘肺病患者自我管理水平测评分数最高，为 137.60±28.45，而 65 岁及以上的尘肺病患者自我管理水平测评分数最低，为 114.00±20.85。经检验，不同年龄组的尘肺病患者自我管理水平也不同，差异有统计学意义（$F=24.644$，$p=0.000$）。总体趋势为：年龄越大的尘肺病患者自我管理水平越低。如表 14-1 所示。

四、婚姻状况与患者自我管理水平

未婚的尘肺病患者自我管理水平测评分数最高，为 124.43±17.02，其次为离异/丧偶的尘肺病患者，而已婚的尘肺病患者自我管理水平测评分数最低，为 122.46±18.69。经检验，婚姻状况不同的尘肺病患者自我管理水平并无统计学差异（$F=0.488$，$p=0.614$）。如表 14-1 所示。

五、文化水平与患者自我管理水平

文化水平越高的尘肺病患者自我管理水平测评分数越高，其中，初中及以下文化水平的尘肺病患者自我管理水平测评分数最低，为 115.52±12.22，而大专及以上文化水平的尘肺病患者自我管理水平测评分数最高，为 151.44±33.07。经检验，文化水平不同的尘肺病患者自我管理水平也不同，差异有统计学意义（$F=106.861$，$p=0.000$）。总体趋势为，文化水平越高的尘肺病患者自我管理水平也越高。如表 14-1 所示。

六、患者收入与自我管理水平

月收入在 6000 元以上的尘肺病患者自我管理水平测评分数最高，为 124.28±19.54，其次为月收入 3000 元以下的尘肺病患者，而月收入 3000～5999 元的尘肺病患者自我管理水平测评分数最低，为 122.23±17.80。经检验，收入水平不同的尘肺病患者自我管理水平并无统计学差异（$F=0.575$，$p=0.563$）。如表 14-1 所示。

七、就诊地点与患者自我管理水平

就诊地点为门诊的尘肺病患者自我管理水平测评分数较低，为 120.63±20.86，而就诊地点为住院的尘肺病患者自我管理水平测评分数相对较高，为 124.39±16.53。经检验，住院与就诊两种就诊地点的尘肺病患者，自我管理水平也不同，前者高于后者，差异有统计学意义（$t=2.173$，$p=0.030$）。如表 14-1 所示。

八、督导与患者自我管理水平

患病期间有人对其进行督导的尘肺病患者自我管理水平测评分数相对较高，为 132.79±19.32，而无人督导的尘肺病患者自我管理水平测评分数则较低，为 117.06±14.77。经检验，有人督导与无人督导的尘肺病患者，自我管理水平不同，前者高于后者，差异有统计学意义（$t=9.428$，$p=0.000$）。如表 14-1 所示。

九、健康教育与患者自我管理水平

有人对其进行健康教育的尘肺病患者自我管理水平测评分数相对较高，为 136.93±19.82，而未接受过健康教育的尘肺病患者自我管理水平测评分数则较低，为 116.94±13.72。经检验，接受过健康教育与未接受过健康教育的尘肺病患者，自我管理水平不同，前者高于后者，差异有统计学意义（$t=11.079$，$p=0.000$）。如表 14-1 所示。

十、尘肺病类型与患者自我管理水平

硅肺患者自我管理水平测评分数较低，为 120.03±17.17，而其他尘肺病患者自我管理水平测评分数则相对较高，为 126.36±18.96。经检验，尘肺类型不同的患者自我管理水平也不同，硅肺患者自我管理水平高于其他尘肺病患者，差异有统计学意义（$t=3.838$，$p=0.000$）。如表 14-1 所示。

十一、尘肺病分期与患者自我管理水平

症状越严重的尘肺病患者自我管理水平测评分数越低，其中，一期尘肺病患者自我管理水平测评分数最高，为 130.77±15.35，而三期尘肺病患者自我管理水平测评分数最低，为 103.83±18.76。经检验，分期不同的尘肺病患者自我管理水平也不同，差异有统计学意义（$F=81.399$，$p=0.000$）。总体趋势为症状越严重的尘肺病患者自我管理水平越低。如表 14-1 所示。

十二、报销方式与患者自我管理水平

医疗费用完全报销的尘肺病患者自我管理水平测评分数相对较高，为 124.05±18.68，其次为部分报销的尘肺病患者，而医疗费用完全自费的尘肺病患者自我管理水平测评分数最低，为 121.40±20.14。经检验，报销方式不同的尘肺病患者自我管理水平并无统计学差异（$F=0.958$，$p=0.385$）。如表 14-1 所示。

十三、并发症与患者自我管理水平

无并发症的尘肺病患者自我管理水平相对较高，测评分数为 123.02±17.24，而有并发症的尘肺病患者自我管理水平则较低，测评分数为 122.71±23.81。但检验结果显示，二者差异并无统计学意义（$t=0.011$，$p=0.911$）。如表 14-1 所示。

十四、病程长短与患者自我管理水平

病程一般的尘肺病患者自我管理水平相对较高，测评分数为 136.45±22.65，其次为病程较长的尘肺病患者，而病程较短的尘肺病患者自我管理水平则较低，测评分数为 107.08±18.03。检验结果显示，病程不同的尘肺病患者自我管理水平也不同，差异有统计学意义（$F=98.337$，$p=0.000$）。如表 14-1 所示。

综上所述，单因素分析结果显示，与尘肺病患者自我管理水平相关的因素有 8 个，分别为患者年龄、文化水平、就诊地点、督导、健康教育、尘肺类型、尘肺分期及病程长短。

表 14-1　　尘肺病患者自我管理水平的单因素分析结果

项目	人数	分值	t/F 检验	*p* 值
性别			1.665	0.100
男性	416	122.23±16.25		
女性	64	128.17±27.83		
户口类型			1.382	0.168
城镇户口	227	124.24±16.90		
农村户口	253	121.93±19.43		
患者年龄			24.644	0.000
0～34 岁	70	137.60±28.45		
35～49 岁	114	122.96±13.84		
50～64 岁	220	121.53±11.44		
65 岁及以上	76	114.00±20.85		
婚姻状况			0.488	0.614
未婚	111	124.43±17.02		
已婚	316	122.46±18.69		
离异/丧偶	53	123.40±18.67		
文化水平			106.861	0.000
初中及以下	278	115.52±12.22		

续表

项目	人数	分值	t/F 检验	p 值
高中	170	129.94±14.49		
大专及以上	32	151.44±33.07		
患者月收入(元)			0.575	0.563
0～2999	96	122.97±17.53		
3000～5999	233	122.23±17.80		
6000 及以上	151	124.28±19.54		
就诊地点			2.173	0.030
门诊	175	120.63±20.86		
住院	305	124.39±16.53		
督导与否			9.428	0.000
有人督导	182	132.79±19.32		
无人督导	298	117.06±14.77		
健康教育			11.079	0.000
接受过健康教育	146	136.93±19.82		
未接受过健康教育	334	116.94±13.72		
尘肺类型			3.838	0.000
硅肺	253	120.03±17.17		
其他尘肺病	227	126.36±18.96		
尘肺分期			81.399	0.000
一期	270	130.77±15.35		
二期	174	114.96±15.92		
三期	36	103.83±18.76		
报销方式			0.958	0.385
完全报销	267	124.05±18.68		
部分报销	173	121.81±17.22		
不报销	40	121.40±20.14		
并发症			0.011	0.911
有并发症	375	122.71±23.81		
无并发症	105	123.02±17.24		
病程长短			98.337	0.000
较短	106	107.08±18.03		

续表

项目	人数	分值	t/F 检验	p 值
一般	109	136.45±22.65		
较长	265	123.88±9.53		

第二节　自我管理水平多因素分析

一、回归模型的构建

由于尘肺病患者自我管理水平高低的划分尚无金标准，因此本研究遵循3∶7的原则(即高水平者所占比例为30%，而低水平者所占比例为70%)，以量表分数127为界值，高于127者为自我管理水平高，否则为自我管理水平低。以尘肺病患者自我管理水平为因变量，以单因素分析中有统计学意义的8个指标为自变量，建立二分类logistic回归模型，如表14-2所示。

表14-2　　logistic回归模型的变量及赋值

变量	赋值
因变量(管理水平)	0＝水平低；1＝水平高
文化水平	1＝初中及以下；2＝高中；3＝大专及以上
年龄	1＝35岁以下；2＝35～49岁；3＝50～64岁；4＝65岁及以上
尘肺分期	1＝一期；2＝二期；3＝三期
尘肺类型	1＝硅肺；2＝其他尘肺
健康教育	1＝接受过健康教育；2＝未接受过健康教育
督导与否	1＝有人督导；2＝无人督导
就诊地点	1＝门诊；2＝住院
病程长短	1＝较短；2＝一般；3＝较长

二、回归结果分析

分析结果显示，与尘肺病患者自我管理水平相关的因素有5个，分别为文化水平、年龄、健康教育、督导及病程长短，如表14-3所示。

(一)患者文化水平与自我管理水平

与大专及以上文化水平的尘肺病患者相比，初中及以下文化水平的尘肺病患者自我管理水平较低，差异有统计学意义(OR＝0.001，p＝0.000)。

（二）患者年龄与自我管理水平

与65岁及以上的尘肺病患者相比，35岁以下的尘肺病患者自我管理水平相对较高，差异有统计学意义（OR=12.405，p=0.022），而50～64岁的患者自我管理水平则较低，差异有统计学意义（OR=0.077，p=0.010）。这说明35岁以下的尘肺病患者自我管理水平最高，而50～64岁的患者自我管理水平则最低。

（三）健康教育与自我管理水平

与未接受过健康教育的尘肺病患者相比，接受过健康教育的尘肺病患者自我管理水平相对较高，差异有统计学意义（OR=5.338，p=0.000）。这说明健康教育可以有效提高尘肺病患者的自我管理水平。

（四）督导与自我管理水平

与无人对其进行督导的尘肺病患者相比，接受督导的尘肺病患者自我管理水平相对较高，差异有统计学意义（OR=5.544，p=0.017）。这说明督导可以有效提高尘肺病患者的自我管理水平。

（五）病程与自我管理水平

与对照组即病程较长的尘肺病患者相比，病程一般的尘肺病患者自我管理水平相对较高，差异有统计学意义（OR=14.355，p=0.000）。

表14-3　　尘肺病患者自我管理水平多因素分析结果

变量	B	Wald	Sig.	OR	95%CI	
					Lower	Upper
文化水平		30.130	0.000			
初中及以下	−7.066	21.786	0.000	0.001	0.000	0.017
高中	−2.000	2.655	0.103	0.135	0.012	1.501
患者年龄		35.617	0.000			
0～34岁	2.518	5.233	0.022	12.405	1.434	107.299
35～49岁	2.216	3.082	0.079	9.173	0.773	108.905
50岁及以上	−2.559	6.588	0.010	0.077	0.011	0.546
尘肺病分期		6.117	0.047			
一期	2.800	3.626	0.057	16.446	0.921	293.614
二期	1.027	0.376	0.540	2.792	0.105	74.343
硅肺	0.651	1.345	0.246	1.918	0.638	5.764
健康教育	1.675	5.718	0.017	5.338	1.353	21.062

续表

变 量	B	Wald	Sig.	OR	95%CI	
					Lower	Upper
有人督导	1.713	5.078	0.024	5.544	1.250	24.595
门诊	−0.154	0.077	0.781	0.857	0.289	2.544
病程长短		14.743	0.001			
较短	−1.284	1.024	0.312	0.277	0.023	3.333
一般	2.664	12.406	0.000	14.355	3.260	63.218
常数	−2.145	1.107	0.293	0.117		

第三节　本章小结

本章对尘肺病患者自我管理的总体水平进行了分析，分析结果显示，尘肺病患者的自我管理水平较低。在此基础上，进一步确定了与尘肺病患者自我管理水平相关的因素为文化水平、年龄、健康教育、督导及病程长短。

第十五章　患者自我管理行为分析

第一节　自我管理行为水平单因素分析

一、性别与患者自我管理行为水平

女性尘肺病患者自我管理行为水平相对较高，测评分数为 97.55±21.67，而男性尘肺病患者自我管理行为水平则较低，测评分数为 93.39±12.79。经检验，性别不同的尘肺病患者自我管理行为水平并无统计学差异($t=1.496$，$p=0.139$)。如表 15-1 所示。

二、户口类型与患者自我管理行为水平

城镇户口的尘肺病患者自我管理行为水平相对较高，测评分数为 94.61±13.30，而农村户口的尘肺病患者自我管理行为水平则较低，测评分数为 93.35±15.20。经检验，户口类型不同的尘肺病患者自我管理行为水平并无统计学差异($t=0.962$，$p=0.337$)。如表 15-1 所示。

三、年龄与患者自我管理行为水平

年龄越大的尘肺病患者自我管理行为水平测评分数越低，其中，35 岁以下的尘肺病患者自我管理行为水平测评分数最高，为 104.74±21.40，而 65 岁及以上的尘肺病患者自我管理行为水平测评分数最低，为 86.55±15.93。经检验，不同年龄组的尘肺病患者自我管理行为水平也不同，差异有统计学意义($F=23.146$，$p=0.000$)。总体趋势为，年龄越大的尘肺病患者自我管理行为水平越低。如表 15-1 所示。

四、婚姻状况与患者自我管理行为水平

未婚的尘肺病患者自我管理行为水平测评分数最高，为 94.91±13.34，其

次为离异/丧偶的尘肺病患者，而已婚的尘肺病患者自我管理行为水平测评分数最低，为 93.59±14.67。经检验，婚姻状况不同的尘肺病患者自我管理行为水平并无统计学差异（$F=0.345$，$p=0.708$）。如表 15-1 所示。

五、文化水平与患者自我管理行为水平

文化水平越高的尘肺病患者自我管理行为水平测评分数越高，其中，初中及以下文化水平的尘肺病患者自我管理行为水平测评分数最低，为 88.82±10.42，而大专及以上文化水平的尘肺病患者自我管理行为水平测评分数最高，为 114.38±25.89。经检验，文化水平不同的尘肺病患者自我管理行为水平也不同，差异有统计学意义（$F=77.677$，$p=0.000$）。总体趋势为，文化水平越高的尘肺病患者自我管理行为水平也越高。如表 15-1 所示。

六、患者收入与自我管理行为水平

收入水平越高的尘肺病患者自我管理行为的测评分数就越高，其中，月收入在 6000 元以上的尘肺病患者自我管理行为水平测评分数最高，为 94.95±15.27，而月收入 3000 元以下的尘肺病患者，自我管理行为水平测评分数最低，为 93.32±13.48。经检验，收入水平不同的尘肺病患者自我管理行为水平并无统计学差异（$F=0.547$，$p=0.579$）。如表 15-1 所示。

七、就诊地点与患者自我管理行为水平

就诊地点为门诊的尘肺病患者自我管理行为水平测评分数较低，为 91.91±16.32，而就诊地点为住院的尘肺病患者自我管理行为水平测评分数相对较高，为 95.11±12.94。经检验，住院与就诊两种就诊地点的尘肺病患者，自我管理行为水平也不同，前者高于后者，差异有统计学意义（$t=2.368$，$p=0.018$）。如表 15-1 所示。

八、督导与患者自我管理行为水平

患病期间有人对其进行督导的尘肺病患者，自我管理行为水平测评分数相对较高，为 100.68±15.04，而无人督导的尘肺病患者自我管理行为水平测评分数则较低，为 89.83±12.19。经检验，有人督导与无人督导的尘肺病患者，自我管理行为水平不同，前者高于后者，差异有统计学意义（$t=8.218$，$p=0.000$）。如表 15-1 所示。

九、健康教育与患者自我管理行为水平

有人对其进行健康教育的尘肺病患者，自我管理行为水平测评分数相对较

高，为 103.12±15.75，而未接受过健康教育的尘肺病患者自我管理行为水平测评分数则较低，为 89.93±11.59。经检验，接受过健康教育与未接受过健康教育的尘肺病患者，自我管理行为水平不同，前者高于后者，差异有统计学意义（$t=9.093$，$p=0.000$）。如表 15-1 所示。

十、尘肺病类型与患者自我管理行为水平

硅肺患者自我管理行为水平测评分数较低，为 91.83±13.69，而其他尘肺病患者自我管理行为水平测评分数则相对较高，为 96.30±14.69。经检验，尘肺类型不同的患者自我管理行为水平也不同，硅肺患者自我管理行为水平高于其他尘肺病患者，差异有统计学意义（$t=3.443$，$p=0.001$）。如表 15-1 所示。

十一、尘肺病分期与患者自我管理行为水平

症状越严重的尘肺病患者自我管理行为水平测评分数越低，其中，一期尘肺病患者自我管理行为水平测评分数最高，为 99.50±12.32，而三期尘肺病患者自我管理行为水平测评分数最低，为 79.44±15.03。经检验，分期不同的尘肺病患者自我管理行为水平也不同，差异有统计学意义（$F=66.320$，$p=0.000$）。总体趋势为症状越严重的尘肺病患者自我管理行为水平越低。如表 15-1 所示。

十二、报销方式与患者自我管理行为水平

医疗费用完全报销的尘肺病患者自我管理行为水平测评分数相对较高，为 94.95±14.47，其次为部分报销的尘肺病患者，而医疗费用完全自费的尘肺病患者自我管理行为水平测评分数最低，为 91.28±16.50。经检验，报销方式不同的尘肺病患者自我管理行为水平并无统计学差异（$F=1.729$，$p=0.179$）。如表 15-1 所示。

十三、并发症与患者自我管理行为水平

无并发症的尘肺病患者自我管理行为水平相对较高，测评分数为 94.45±17.36，而有并发症的尘肺病患者自我管理行为水平则较低，测评分数为 93.80±13.38。但检验结果显示，二者差异并无统计学意义（$t=0.407$，$p=0.684$）。如表 15-1 所示。

十四、病程长短与患者自我管理行为水平

病程一般的尘肺病患者自我管理行为水平相对较高，测评分数为 103.48±17.33，其次为病程较长的尘肺病患者，而病程较短的尘肺病患者自我管理行为

水平则较低,测评分数为 82.47±14.67。检验结果显示,病程不同的尘肺病患者自我管理行为水平也不同,差异有统计学意义($F=76.857$,$p=0.000$)。如表 15-1 所示。

表 15-1　　尘肺病患者自我管理行为水平的单因素分析结果

项目	人数	分值	t/F 检验	p 值
性别			1.496	0.139
男性	416	93.39±12.79		
女性	64	97.55±21.67		
户口类型			0.962	0.337
城镇户口	227	94.61±13.30		
农村户口	253	93.35±15.20		
患者年龄			23.146	0.000
0～34 岁	70	104.74±21.40		
35～49 岁	114	94.11±11.11		
50～64 岁	220	92.98±9.85		
65 岁及以上	76	86.55±15.93		
婚姻状况			0.345	0.708
未婚	111	94.91±13.34		
已婚	316	93.59±14.67		
离异/丧偶	53	94.00±14.42		
文化水平			77.677	0.000
初中及以下	278	88.82±10.42		
高中	170	98.48±11.75		
大专及以上	32	114.38±25.89		
患者月收入(元)			0.547	0.579
0～2999	96	93.32±13.48		
3000～5999	233	93.55±14.07		
6000 及以上	151	94.95±15.27		
就诊地点			2.368	0.018
门诊	175	91.91±16.32		
住院	305	95.11±12.94		
督导与否			8.218	0.000
有人督导	182	100.68±15.04		

续表

项目	人数	分值	t/F 检验	p 值
无人督导	298	89.83±12.19		
健康教育			9.093	0.000
接受过健康教育	146	103.12±15.75		
未接受过健康教育	334	89.93±11.59		
尘肺类型			3.443	0.001
硅肺	253	91.83±13.69		
其他尘肺病	227	96.30±14.69		
尘肺分期			66.320	0.000
一期	270	99.50±12.32		
二期	174	88.32±12.77		
三期	36	79.44±15.03		
报销方式			1.729	0.179
完全报销	267	94.95±14.47		
部分报销	173	93.01±13.50		
不报销	40	91.28±16.50		
并发症			0.407	0.684
有并发症	375	93.80±13.38		
无并发症	105	94.45±17.36		
病程长短			76.857	0.000
较短	106	82.47±14.67		
一般	109	103.48±17.33		
较长	265	94.61±8.57		

第二节　自我管理行为水平多因素分析

一、回归模型的构建

由于尘肺病患者自我管理行为水平高低的划分尚无金标准，因此本研究遵循 3∶7 的原则(即高水平所占比例为 30%，而低水平所占比例为 70%)，以量表分数 99 为界值，高于 99 者为自我管理行为水平高，否则为自我管理行为水平低。以尘肺病患者自我管理行为水平为因变量，以单因素分析中有统计学意义的 8 个指标为自变量，建立二分类 logistic 回归模型，如表 15-2 所示。

表 15-2　　logistic 回归模型的变量及赋值

变量	赋值
因变量(行为水平)	0＝水平低；1＝水平高
文化水平	1＝初中及以下；2＝高中；3＝大专及以上
年龄	1＝35 岁以下；2＝35～49 岁；3＝50～64 岁；4＝65 岁及以上
尘肺分期	1＝一期；2＝二期；3＝三期
尘肺类型	1＝硅肺；2＝其他尘肺
健康教育	1＝接受过健康教育；2＝未接受过健康教育
督导与否	1＝有人督导；2＝无人督导
就诊地点	1＝门诊；2＝住院
病程长短	1＝较短；2＝一般；3＝较长

二、回归结果分析

分析结果显示，与尘肺病患者自我管理行为水平相关的因素有 4 个，分别为文化水平、年龄、尘肺分期及病程长短，如表 15-3 所示。

(一)患者文化水平与自我管理行为水平

与大专及以上文化水平的尘肺病患者相比，初中及以下、高中文化水平的尘肺病患者自我管理行为水平较低，差异有统计学意义。二者的 OR 值分别为 0.011 和 0.059，这说明文化水平越高的尘肺病患者自我管理的行为水平也越高。

(二)患者年龄与自我管理行为水平

与 65 岁及以上的尘肺病患者相比，35 岁以下、35～49 岁的尘肺病患者自我管理行为水平相对较高，差异有统计学意义。二者的 OR 值分别为 5.033 和 3.970，这说明 35 岁以下的尘肺病患者自我管理行为水平最高，其次为 35～49 岁的尘肺病患者。

(三)尘肺分期与自我管理行为水平

与对照组即处于三期的尘肺病患者相比，一期尘肺病患者自我管理行为水平相对较高，差异有统计学意义(OR＝9.593，p＝0.043)。

(四)病程与自我管理行为水平

与对照组即病程较长的尘肺病患者相比，病程一般的尘肺病患者自我管理行为水平相对较高，差异有统计学意义(OR＝3.148，p＝0.000)。而病程较短的尘肺病患者自我管理行为水平则较低，差异有统计学意义（OR＝0.150，p＝0.019）。

表 15-3　　　　尘肺病患者自我管理行为水平多因素分析结果

变 量	B	Wald	Sig.	OR	95%CI	
					Lower	Upper
文化水平		36.635	0.000			
初中及以下	－4.472	30.504	0.000	0.011	0.002	0.056
高中	－2.833	13.844	0.000	0.059	0.013	0.262
患者年龄		8.186	0.042			
0～34 岁	1.616	7.172	0.007	5.033	1.542	16.423
35～49 岁	1.379	5.700	0.017	3.970	1.280	12.314
50 岁及以上	1.072	3.383	0.066	2.922	0.932	9.160
尘肺分期		5.652	0.059			
一期	2.261	4.101	0.043	9.593	1.076	85.566
二期	1.690	2.101	0.147	5.421	0.551	53.292
硅肺	0.063	0.051	0.821	1.065	0.618	1.836
健康教育	－0.089	0.063	0.802	0.915	0.457	1.831
有人督导	－0.096	0.084	0.773	0.909	0.475	1.740
门诊	－0.137	0.218	0.641	0.872	0.491	1.550
病程长短		21.208	0.000			
较短	－1.899	5.547	0.019	0.150	0.031	0.727
一般	1.147	12.291	0.000	3.148	1.658	5.977
常数	－1.005	0.501	0.479	0.366		

第三节　本章小结

本章对尘肺病患者自我管理的总体水平进行了分析，分析结果显示，尘肺病患者的自我管理行为水平较低。在此基础上，进一步确定了与尘肺病患者自我管理行为水平相关的因素为文化水平、年龄、尘肺分期及病程长短。

第十六章　患者自我管理路径分析

第一节　相关性分析

一、尘肺病患者自我管理与生活质量的相关性

一般认为，相关系数小于 0.40 为低度相关，0.40～0.70 为中度相关，大于 0.70 为高度相关。尘肺病患者自我管理量表各维度得分与生活质量量表总得分的相关系数在 0.397～0.478 之间，为低、中度相关；量表总分与生活质量总分的相关系数为 0.513，为中度相关，均具统计学意义（$p<0.05$），如表 16-1 所示。

表 16-1　　尘肺病患者自我管理得分与生活质量得分的相关分析

项 目	日常生活能力	社会活动情况	抑郁心理症状	焦虑心理症状	生活质量
症状管理	0.692	0.447	−0.347	−0.378	0.397
疾病知识管理	0.386	0.377	−0.416	−0.451	0.478
不良嗜好管理	0.421	0.419	−0.436	−0.368	0.402
依从性管理	0.376	0.527	−0.385	−0.563	0.422
日常生活管理	0.718	0.366	−0.448	−0.498	0.473
情绪管理	0.240	0.235	−0.612	−0.676	0.461
自我管理效能	0.478	0.373	−0.553	−0.498	0.461
自我管理	0.456	0.348	−0.468	−0.501	0.513

二、尘肺病患者自我管理与社会支持的相关性

尘肺病患者自我管理量表各维度得分与社会支持量表总分的相关系数在 0.263～0.432 之间，为低度相关，但量表总分与社会支持量表总分的相关系数为 0.667，属中度相关，二者经检验均具统计学意义（$p<0.05$），如表 16-2 所示。

表 16-2　自我管理量表各维度得分与社会支持及抑郁的相关分析

项 目	社会支持	抑郁心理
症状管理维度	0.397	−0.345
疾病知识管理维度	0.378	−0.284
不良嗜好管理维度	0.371	−0.462
依从性管理维度	0.289	−0.301
日常生活管理维度	0.263	−0.336
情绪管理维度	0.411	−0.598
自我管理效能维度	0.432	−0.667
自我管理量表总分	0.667	−0.691

三、尘肺病患者自我管理与抑郁的相关性

自我管理量表各维度得分与抑郁自评量表得分的相关系数为 0.284～0.667，为中、低度相关，但量表总分与抑郁自评量表得分的相关系数为 0.691，为中度相关，经检验，二者均具有统计学意义（$p<0.05$），如表 16-2 所示。

第二节　自我管理路径分析

一、路径分析模型的构建

众多研究表明，自我管理可以改善患者的生活质量，而抑郁、社会支持与自我管理密切相关。为进一步研究变量间的因果关系，本研究采用路径分析法研究了这四个变量间的因果关系及影响情况。在采用本研究制定的尘肺病患者自我管理测评量表以及尘肺病患者生活质量调查表、抑郁自评量表、社会支持量表对 480 名尘肺病患者进行调查后，以获得的数据进行路径分析，先从饱和模型逐步调整修正，最后得到拟合程度高的修正模型，如图 16-1 所示。

路径分析结果显示，生活质量对自我管理有直接影响（$\beta=0.368$），这表明生活质量越高，自我管理水平越高。

抑郁心理对自我管理的影响通过两种方式进行：一是通过生活质量以间接方式进行（$\beta=-0.351$），二是对自我管理直接造成影响（$\beta=-0.501$）。

社会支持对自我管理的影响通过三种方式进行：一是通过生活质量以间接方式进行（$\beta=0.594$），二是通过抑郁心理以间接方式进行（$\beta=-0.242$），三是对自我管理直接造成影响（$\beta=0.182$）。可见，作为中间变量，生活质量能调节抑郁与自我管理及社会支持与自我管理的关系。图中所示所有路径系数均有统计学意义（$p<0.05$）。

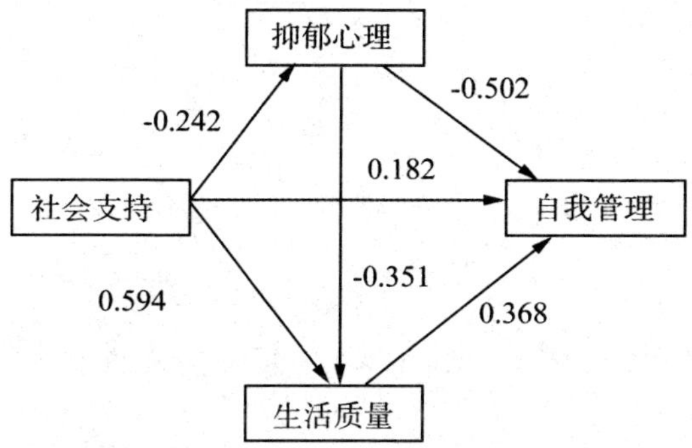

图 16-1　生活质量、抑郁心理、社会支持与自我管理的路径分析

二、路径分析模型的检验

整体拟合模型 $\chi^2=0.126$，$p>0.01$，这表明本研究假设模型的协方差矩阵与实证资料的协方差矩阵之间没有显著差异，因此假设模型与实证数据拟合非常良好，可以接受。χ^2/df 值小于 5，显示此模型可以受；RMSEA＝0.021，小于 0.05，显示本假设模型非常良好；GFI 值为 0.925，大于接受值 0.9，显示模型可以接受；AGFI＝0.931，大于接受值 0.90，显示模型可以接受。从相对指数来看，NFI＝0.945，高于接受值 0.90，显示模型可以接受；CFI、IFI 值分别为 0.921 和 0.925，远大于接受值 0.9，显示模型拟合非常良好。各项拟合指标都显示拟合良好，说明整个模型拟合良好，如表 16-3 所示。

表 16-3　　结构方程模型拟合情况评价

	检验统计量	适配标准	样本值
绝对拟合指数	χ^2/df	2.0～5.0	3.213
	GFI	＞0.90	0.925
	AGFI	＞0.90	0.931
	RMR	＜0.05	0.036
	RMSEA	＜0.08	0.021
相对拟合指数	NFI	＞0.90	0.945
	IFI	＞0.90	0.925
	CFI	＞0.90	0.921

第十七章 讨 论

要对一个新编制量表的科学性和合理性进行评价，主要参考依据为心理测量学的方法及标准（包括编制的策略和方法、测验的结构和内容、测验的信效度等），如果满足以上方法及标准，则编制的量表将较为科学、合理。本研究在对尘肺病患者自我管理量表会进行评价时，均对以上方法和标准进行了讨论。

一、量表的整体构思与设计原则

（一）量表的整体构思

编制尘肺病患者自我管理量表的目的在于能够较为准确地测评尘肺病患者的自我管理水平，明确尘肺病患者自我管理中的薄弱环节，从而为采取有针对性的干预措施提供科学、有效的依据。

目前，自我管理量表及问卷编制的理论基础主要为：Bandura 的社会认知理论、自我效能理论和自我决定理论。Bandura 认为：个体的活动是认知、行为和环境三个变量不断相互作用的结果，个体对外在影响的反应有消极的也有积极的，而外在环境也会因为个体的反应而发生改变。其中，个体的影响包括个人的信念（比如自我效能感）、知识以及情绪情感（比如抑郁等）。个体行为的采取与自我效能密切相关，自我效能水平越高，行为的采取、维系和努力程度越高。众多研究显示，自我效能水平是行为产生与改变的强预测因子，通过认知行为干预进行自我效能训练有助于提高患者的自我效能，从而改善自我管理行为和生活质量。Farrell 等人曾在一群特定的慢性病患者中开展过自我管理项目，结果显示，通过提高患者的自我效能，有助于患者形成正确的自我管理行为，并最终改善健康状况。

本研究基于 Bandura 的社会认知理论、自我效能理论以及自我决定理论，借鉴国内外自我管理相关研究结果，确定了尘肺病患者自我管理量表编制的理论框架，并在此基础上对尘肺病患者自我管理的操作性定义进行了界定。同时，通过深入分析国内外同类文献，并结合对尘肺病患者的访谈，最终发现自我管理主要体现在自我管理行为及自我管理效能两方面，而前者又包括症状管理、疾病知识管理、不良嗜好管理、依从性管理、日常生活管理、情绪管理6个方面，结合理论基础，从而假设这5个方面为本量表的5个维度。从量表内容来看，本研究以成熟的理论为指导，借鉴了相关成熟量表，并结合我国尘肺病患者的实际情况进行了量表设计、建立了条目池，因此，可以认为所编量表具有较高的科学性。

（二）条目设计原则

研究尘肺病患者的自我管理问题，需要对该群体的自我管理行为及自我效能进行标准化测量与评价。因此，本研究根据我国尘肺病患者的实际情况编制了适用的自我管理测评量表，在建立条目池时，收集了尽可能多的与自我管理密切相关的因素，并充分考虑到了尘肺病的特殊性。

二、量表条目分析

量表的信效度在很大程度上取决于该量表选择条目的科学性，而条目分析作为对各条目的质量进行评价的主要手段，是量表编制成功与否的关键环节。所谓“质”的分析就是考察条目的内容和形式，即条目的选择和编写要符合测验的目的和对象；所谓“量”的分析就是采用统计分析的方法对条目的品质进行分析，即条目的区分度，以作为条目筛选和修正的依据。

（一）质的分析

在条目的收集与筛选过程中，研究者首先对相关文献，尤其是自我管理测评方面的文献进行了深入的分析与研究。在条目收集技术、表述内容及形式方面形成了自己的构思，最终决定采用半定式访谈尘肺病患者作为条目的主要来源，因为这样可以反映出被试者的真实感受与行为，使条目内容的真实性与可靠性得到保证，同时参考相关标准化量表的条目，使之更符合测量学的要求。在内容评价方面，本研究对收集到的条目一一进行了分析并反复研究，充分考虑到了每个条目可能会受到的潜在变量的影响。另外，在确定本量表条目的过程中，本研究采用了专家评定、小样本预试等方法，反复推敲修改，以提高每个条目对其所属自我管理的代表性。因此，条目的内容效度得到了有效保证。

（二）量的分析

在条目量的分析方面，本研究主要采用两种方法考察了条目的区分度：一是条目高低分组临界比（即CR值），二是条目平均值与总分间的相关性。条目高、低分组之间t检验结果显示，除T28和T35两个条目的CR值的差异没有统计学意义（$p>0.05$）外，其余各条目决断值均具有统计学意义（$p<0.05$）。条目平均值与总分之间的相关性不仅可以反映条目的鉴别力，而且还可以作为测验内部一致性的一个指标。本量表条目平均值与总分之间的相关分析表明，除

条目 T28 和 T35 平均值与总分的相关系数小于 0.30 外，其余各条目平均值与总分的相关系数均大于 0.30，且均具有统计学意义（$p<0.05$）。以上两组结果表明，本量表删除了不符合保留标准的条目后的其他条目的区分度良好，符合心理测量学的要求，并对保留的条目结合因子分析继续进行修改、完善。

在进行因子分析时，本研究根据以下四个标准进一步删除了条目：①因子负荷值小于 0.4；②共同度小于 0.2；③具有多重负荷，且负荷值比较接近；④因子归类不当。因子分析的结果显示：42 个条目均符合要求。通过以上分析，条目的“量”即条目的品质得到了较好的保证。

三、信度检验

所谓“测验的信度”即可靠性，它是反映被测特征的真实程度的指标，有人称之为测验的准确性，也有人把信度作为评价测验结果的稳定性和一致性的指标。

（一）经典信度指标分析

信度是一个相对概念，并非绝对的有或无，而是一个程度上多或少的问题。没有一个问卷或量表是绝对可靠的，信度的大小用“信度系数”表示，测量结果受误差影响的程度越小，信度系数就越大，信度也就越好，即测量工具就越可靠，测量结果也就越可信。不过，信度系数要达到多少才能表明问卷或量表可靠不能一概而论，应视具体情况具体分析。最理想的情况是信度系数达到 1.00，但是在现实情况下这是不可能的。从测量学的角度而言，总量表的信度系数最好在 0.80 以上，0.70～0.80 之间是可以接受的范围；分量表的信度系数最好在 0.70 以上，0.60～0.70 之间也可以接受。

1. 克朗巴赫 α 系数

衡量一个测验是否具备理想效度的首要条件是条目间高度的内在一致性，即条目的同质性。条目的同质性可以通过克朗巴赫 α 系数与分半信度来反映。其中，克朗巴赫 α 系数是反映测验信度的最重要的指标，一般不能低于 0.70。研究结果显示，总量表的克朗巴赫 α 系数为 0.872，7 个因子的克朗巴赫 α 系数在 0.703～0.804 之间。相关文献表明，慢性病自我管理行为量表的克朗巴赫 α 系数为 0.78，由此可见，本量表的克朗巴赫 α 系数是优良的，超过了同类量表的信度，符合测量学的要求。

2. 分半信度

分半信度法是将测验项目分成两半，分别进行相关检验，相关系数越高表示信度越高。本量表各因子分半信度在 0.801～0.852 之间，总量表分半信度为 0.911。一般认为，分半信度系数在 0.80 左右或以上更好。

对条目与各因子、各因子间及各因子与总量表的相关性分析结果显示，本研究各因子间的相关系数在0.304～0.677之间，各因子与量表总分的相关系数在0.654～0.821之间，这些结果均具有统计学意义（$p<0.01$）。一般认为：条目与因子之间的相关系数在0.10～0.60之间就可接受；各因子之间以及因子与量表总分之间的相关系数在0.30～0.80之间即可接受。根据此标准，本量表所有的经典信度指标完全达到了测量学的要求，这证明本量表的精确性、稳定性和一致性良好。

3. 重测信度

重测信度主要用于检验量表跨时间的稳定性。本研究对40位尘肺病患者在完成第一次测试后14天再次进行测量，各维度前后两次得分的重测信度系数为0.726～0.923。总量表的重测信度为0.931，均具有统计学意义（$p<$ 001）。而慢性病自我管理行为量表的重测信度系数一般在0.71～0.81之间，这说明本量表在跨越一段时间后仍然具有相当的稳定性，符合重测信度的衡量标准。

四、效度检验

测量的效度是指测量结果的有效程度，也就是已测到的质和量与主试者欲测的质和量相符合的程度。效度的验证方法有多种，本研究选用了最基本的三种效度检验指标：内容效度、结构效度和效标效度，并对尘肺病患者自我管理测评量表的效度进行了检验。

（一）内容效度

内容效度是指条目对欲测的内容或行为的代表性程度，即评估所选的条目是否能够充分代表所要测试的心理特质，在本研究中是指每一个条目、每一个维度是否准确表达了相关的自我管理问题。本量表的条目库来自于严密的理论构思和实践调查，是在全面分析了国内外相关领域的文献资料，结合我国社会文化背景，并综合考虑半定式访谈结果后提出的。然后，让专家组对所测条目根据五级评分法进行评定，判断各条目能否达到所测的目的、条目是否具有代表性，通过评定的结果确定本次编制量表的内容效度，对有歧义的条目予以备注及提出修改。而且，在量表初稿形成的过程中，还进行了一次小样本试测，再次对量表的条目进行了审查和修改，最终形成了自我管理量表的初稿。因此，本量表应该具有较高的内容效度。

（二）结构效度

结构效度也称“构想效度”或“理论效度”，是指测量工具反映概念和命题内部结构的程度，它一般是通过测量结果与理论假设相比较来检验的。为了考察量表的结构效度，本研究从以下两方面进行了检验：

1. 相关性分析

相关性分析主要考察测验结构的内部一致性。测验的内部一致性既是信度指标又是效度指标。结果显示，本量表总分与 5 个因子之间的相关系数在 0.654～0.821 之间，均具有统计学意义（$p<0.01$），这说明量表内部具有较好的一致性。

2. 因子分析

将彼此高度相关而又与别的变量相对独立的一组变量聚合成群，称“因子”（又称“潜变量”）。因子分析是当前研究测验结构效度的主要工具，有学者称其为“因素效度”。因子分析是通过研究一组观测变量的协方差来揭示其中难以直接观测到的较少的潜在变量的统计方法，它以公因子来解释原变量，从而达到减少变量个数的目的，以便使变量结构更加清晰、简明。本研究在量表编制的过程中采用了探索性因子分析的方法。

所谓“探索性因子分析”是在未知有多少个主要公共因素影响观测变量、不清楚公共因素之间及公共因素与唯一性因素之间关系的情况下对数据进行强制性拟合，探究变量间潜在的结构的方法。在进行探索性因子分析之前，必须分析原有变量是否适合进行因子分析。本研究通过 KMO 与 Bartlet 球形检验对其进行了考察。总量表在探索性因子分析前得到的 KMO 值为 0.864，且 Bartlett 球形检验的卡方值均具有统计学意义（$p<0.01$），表明测试数据适合作因子分析。

探索性因子分析的结果表明，在没有限定因子个数的条件下提取特征值大于 1 的因子共 11 个，可解释 59.828%的变异。根据碎石图检验结果及理论模型对结构的假设，限定抽取 7 个因子，分析结果显示，这 7 个因子对方差的贡献为 49.396%，与设想的能达成一致。

（三）效标关联效度

效标关联效度是指测验分数与效标分数之间的一致性程度，或者说是指一个测验对处于特定情境中的个体行为进行预测时的有效性。效标关联效度是以一个公认有效的量表（“金标准”）作为效标，检测新量表与标准量表测定结果的相关性。相关系数越大，表示量表的效标关联效度越好。因为缺乏公认的“金标准”量表，故本研究采用两个效标考察了尘肺病患者自我管理量表与这些效标的相关性。

外在的效标本身必须具有良好的信度与效度。大量研究证实，慢性病自我管理行为量表、慢性病自我效能量表的中文版具有良好的信度与效度。本研究结果表明，尘肺病患者自我管理量表与慢性病自我管理行为量表、慢性病自我效能量表之间相关关系显著，显示出的效标效度良好，能达到测量的目的。其中，本研究编制的量表中的自我效能维度与慢性病自我效能量表相关系数为

0.696，呈高度相关，这与量表所反映的内容相符，从另一个方面表明本研究编制的量表具有较好的区分效度。

五、患者基本特征与自我管理水平

（一）文化水平与自我管理水平

本研究的分析结果显示，文化水平越高的尘肺病患者，自我管理行为及自我管理效能均相应较高。导致这种差异的原因，一方面可能是文化程度较高的患者能更主动、更强烈地意识到对自身健康的责任，更能利用各种途径获取疾病的相关信息和医疗服务，同时对信息的理解也较低学历患者更深入到位，更能正确认识自己能够且应对自身的健康负责；另一方面，文化程度较高的患者对精神生活的需求相对较高，对生活质量的期望也比较高，更能理解并更愿意主动采取多种形式的症状管理和日常生活管理去促进自己的健康。

众多研究表明，尘肺病不但影响患者的生理健康，而且还影响患者的心理健康，这些影响主要来自患者的病理生理改变及由此导致的各种临床症状，其中以呼吸困难对健康的影响最大。呼吸困难使得患者在日常活动甚至休息时感到不适，并且身体的不适常导致情绪不稳定。因此，对呼吸困难的预防与管理是尘肺病患者自我管理中极其重要的环节。文献资料显示，管理呼吸困难最有效的策略是就医、进行呼吸训练、使用药物并减少活动。文化程度越高的患者越容易采用上述措施进行症状管理，也会采取自我交谈、放松和积极向上的态度来减轻心理压抑和保持情绪健康稳定。鉴于这一点，卫生保健人员不但要帮助文化程度低的患者明确对自身健康的责任，调整好情绪和心态，而且还要强化对他们进行相关知识和自我管理技能的培训，并确保其掌握，这样才能使他们更好地应对自己的病情并积极、快乐地投入生活。

（二）病程长短与自我管理水平

病程长短是尘肺病患者自我管理水平的又一相关因素，相较于病程较短及较长的尘肺病患者，病程一般的患者自我管理水平相对较高。究其原因，可能是病程越长，患者越熟悉和了解自己的病情，自我管理经验也越丰富，即所谓的“久病成良医”。但本研究结果同时也表明，病程较长的尘肺病患者自我管理水平反而下降，其原因可能是患病时间越长，年龄越大，身体状况受疾病的影响也越大。患者的身体健康状况差，造成患者对治疗疾病丧失信心，生命安全感缺乏，从而导致有些患者“听天由命”“听之任之”而消极应对。对于这些患者，卫生保健人员和患者亲属应重点加强对他们的心理支持，鼓励患者树立信心，积极应对疾病。

（三）健康教育与自我管理水平

健康教育是尘肺病患者自我管理水平的又一相关因素，相较于未接受过健康教育的尘肺病患者而言,接受过健康教育的尘肺病患者自我管理水平相对较高。这是因为接受过健康教育的尘肺病患者对疾病知识的知晓水平较高,因此更有可能会采取正确的自我管理行为。同时,接受过健康教育的尘肺病患者会明白尘肺病是可以延缓的,这使得其自我管理效能相对较高。以上两个方面的原因使得接受过健康教育的尘肺病患者自我管理水平相对较高。

(四)督导与自我管理水平

督导是尘肺病患者自我管理水平的又一相关因素,相较于无人督导的尘肺病患者,有人督导的尘肺病患者自我管理水平相对较高。这是因为,如果有人对其自我管理行为进行督导,尘肺病患者无论是出于自愿或是非自愿均更有可能采取正确的自我管理行为,经过一段时间之后,即使无人对其进行督导,尘肺病患者也会自觉采取正确的自我管理行为。

(五)年龄与自我管理水平

年龄是尘肺病患者自我管理水平的又一相关因素,35 岁以下的尘肺病患者自我管理水平最高,而 50～64 岁的尘肺病患者自我管理水平最低。相关研究表明,年轻人及老年人对自身健康的关注较高。其中,35 岁以下的尘肺病患者自我管理水平最高,其次为 65 岁及以上的尘肺病患者。

六、自我管理与抑郁、社会支持、生活质量的相关关系

在探讨病因或因素之间的关系时,往往需要分析多个因素,定量地描述某些因素之间的关系,最常用的方法是多元回归分析。多元线性回归方程主要有两个作用:一是确定因变量与自变量之间的解释关系,二是用于预测。对于前者,多元回归分析的目的是在研究中选择最有影响的因素,但它不能解释进入方程的哪些因素对因变量有直接作用,哪些有间接作用,以及因素之间的相互作用,而且它不能表达那些对因变量的直接作用没有统计学意义,但有间接作用的因素。相反,路径分析就可以很好地克服上述不足。

路径分析假设变量间的关系是线性的,故可以应用多元回归分析与路径模型相结合的方法来表示研究因素间的关系。路径分析的基本框架包括变量、路径和路径系数三部分,这三部分组成一个完整的路径分析图,也称“路径模型”,模型中既包含有可观测的显在变量(observed variable),也可能包含无法直接观测的潜在变量(latent variable)。两个变量之间的因果作用极其复杂,有的是直接的单向影响(如 A→B,A 是原因,B 是结果);有的是通过中介变量的间接影响(如 A→M→B,A 通过 M 对 B 发生作用);而有的则是两个变量相互影响(如 A→B,B→A,A 与 B 互为因果)。研究者可以根据一定的理论和假设建立起相应的因果模型。对于一个含有双向影响、循环作用和测量误差等因素的复杂关系结构而言,传统统计方法是很难对其作出科学分析的,而借助于因果模

型，研究者便可以对这样的结构关系进行合理的分析和解释。本研究采用路径分析对尘肺病患者的自我管理、生活质量、抑郁心理、社会支持之间的关系进行了探讨，研究结果建立的因果关系模型表明：

（一）生活质量可对自我管理产生直接效应

分析结果显示，尘肺病患者自我管理水平与生活质量呈中度正相关，这表明生活质量越高，自我管理水平越高。自我管理是生活质量的影响因素之一，而生活质量则可被视为自我管理的一种结局，两者互为因果。自我管理水平高的患者，能更积极主动地寻求帮助，了解疾病的相关知识和信息，通过调整生活习惯、心态、情绪及适当锻炼加强自身保健，尽量降低疾病对生活的影响，患者的生理机能、精神面貌会更好。反之，患者身体舒适、精神状态好，会更好地执行各种治疗任务、进行各种有益的活动和锻炼、获取更多的疾病保健知识和技能来管理自己。

（二）抑郁心理对自我管理可产生直接和间接效应

抑郁心理与自我管理水平呈中度负相关，抑郁心理对自我管理的影响通过两重路径进行：一是通过与生活质量的协同作用以间接方式进行，表现为抑郁症状越重，生活质量越差，自我管理水平越低；另一方面，抑郁心理对尘肺病患者的自我管理会直接造成影响，尘肺病除造成器质性损害外，还因咳嗽、咳痰和呼吸困难等症状的长期困扰，加之对呼吸困难可能造成的窒息和死亡的恐惧而情绪低落，对周围事物缺乏兴趣，社会交往和社会活动越来越少，使生活质量进一步下降，导致其自我管理水平低下。有研究表明，尘肺病患者常出现不同程度的焦虑、抑郁等负性情绪，其中抑郁的发生率最高，对患者的影响也最突出。抑郁常可加重尘肺病患者呼吸困难的主观感觉，增加尘肺病急性加重的次数，增加患者的急诊就医、住院次数，降低患者的治疗依从性，而治疗依从性是自我管理的一个非常重要的方面。因此，患者是否存在抑郁状态也是其自我管理良好与否的重要影响因素之一，而及早发现和治疗尘肺病患者的抑郁和焦虑情绪是有效管理、治疗尘肺病和降低死亡率的重要措施。

（三）社会支持通过多种路径对自我管理产生效应

本研究分析结果显示，社会支持与自我管理呈中度正相关，社会支持通过三重路径对尘肺病患者的自我管理产生影响：一是通过生活质量对自我管理产生间接影响，二是通过抑郁对自我管理产生间接影响，三是对自我管理直接造成影响。社会支持是一种相互交汇的网络系统，频繁的社会交往、乐观豁达的精神状态是获取社会支持资源的基础。由于尘肺病患者社会活动较少甚至严重受限，以及其对生活缺乏自信，致使其社会支持的水准低于健康人群。有资料显示，尘肺病患者的生理机能与心理状况互为因果，因而其心理症状程度可直接影响到尘肺病患者的社会支持水平。有文献报道，尘肺病患者对社会支持不满意、家庭依从性增加,从而导致其发生抑郁的可能性增大。

尘肺病患者常常承受着巨大的社会心理压力,如高额的医药费用、生活方式的改变和社会角色的转变等,所有这一切都需要良好的社会支持,以帮助患者积极应对压力,提高其治疗依从性,从而有效地管理疾病。本研究显示,社会支持与自我管理呈现中度正相关,这与 Gallant 等人的报道一致。国内也有研究表明,社会支持可以提高治疗效果和患者的生活质量,从而提高其自我管理水平。因此,医护人员应该对患者家属进行教育,让其明白患者病情的好转更需要家庭和社会的支持,希望他们在给予患者实际物质帮助的同时,还要给予必要的情感支持。另一方面,要鼓励和引导患者主动利用各种社会支持增加社会交往,提高生活质量,从而提高自我管理水平。

附录

附录一　尘肺患者自我管理行为测评量表专家咨询评议表

尊敬的专家：

您好！鉴于您的学识和成就，我们诚挚邀请您作为“尘肺患者自我管理行为测评量表编制”的咨询专家。

首先，感谢您对这项研究的参与与支持，我们对您付出的辛勤劳动表示最诚挚的感谢。

目前我国已处于职业病高发期和矛盾凸显期，职业病患者人数、死亡人数均居世界首位，职业病已成为重大的公共卫生问题和社会问题。尘肺病是所有职业病中最严重的一种，且尘肺病尚无特别有效的治疗方法，因此患者自身的管理就变得特别关键。本研究致力于构建一套科学、合理的尘肺患者自我管理行为测评量表，然后将其应用于实证研究，通过行为测评，掌握尘肺患者的自我管理能力，从而为确定关键制约因素，并采取针对性的干预措施提供依据。

本调查结果仅作科研研究之用，请您根据填表说明进行问卷填写，不要留空格，以免影响结果的完整性。

由于时间紧迫，敬请您在收到该量表后一周内填好并发回。衷心感谢您的大力支持！在完成调查后，我们将根据有关规定，向您支付一定的报酬，祝您工作顺利。

泰安医学院政府干预与自我管理研究课题组

2016 年 6 月 1 日

联系人：张乐

联系方式：电话：13153898173　E-mail：zhangle@tsmc. edu. cn

通讯地址：山东省泰安市长城路中段 619 号　泰山医学院

A部分：专家基本情况问卷

1. 姓名________
2. 您的工作单位____________________
3. 您的工作单位性质________
(1)行政管理部门 (2)公共卫生机构 (3)教学科研单位 (4)医疗机构
4. 至今您的工龄有________年
5. 您的年龄________岁
6. 您的专业技术职称________
(1)正高 (2)副高 (3)中级 (4)初级
或您的职务________
(1)司局级 (2)处级 (3)科级 (4)其他
7. 您的性别________
(1)男 (2)女
8. 您的最高学位________
(1)学士以下 (2)学士 (3)硕士 (4)博士
9. 您目前所从事的主要专业领域是________
(1)卫生管理 (2)卫生经济 (3)公共卫生 (4)流行病与卫生统计
(5)临床医学 (6)其他(请注明)____________________
10. 您对尘肺患者自我管理行为测评项目的熟悉程度________
(1)很熟悉 (2)比较熟悉 (3)一般 (4)不太熟悉 (5)不熟悉
11. 您的联系方式
(1)通信地址__________________________
(2)办公电话__________________________
(3)E-mail ____________________________

B部分：尘肺患者自我管理行为评测量表专家咨询评议表

填写说明：

1. 本研究所要构建的尘肺患者自我管理行为评测量表是以所有有自理能力的尘肺患者为对象的，包括一期、二期及三期患者。

2. 量表在多次专题讨论后形成初稿，包括症状管理、疾病知识管理、不良嗜好管理、依从性管理、日常生活管理、情绪管理及自我管理效能等7个方面，共计45个条目。

3. 请您从重要性、敏感性和可操作性三个方面，对各维度及条目进行打分。

4. 指标的重要性(1～9)：指该指标的重要程度和代表性，按很重要、较重要、一般、较不重要、很不重要，分别赋值 9、7、5、3、1 分，对于介于两等级之间的可赋中间值。

5. 指标的可操作性(1～9)：是指在实际评估工作中，获得该指标数据的难易程度和可信性，按操作性很好、操作性较好、一般、操作性较不好、操作性较不好，分别赋值 9、7、5、3、1 分，对于介于两等级之间的可赋中间值。

6. 指标的敏感性(1～9)：是指该指标对不同评价对象的区分能力，按敏感性很好、敏感性较好、敏感性一般、敏感较不好、敏感性不好，分别赋值 9、7、5、3、1 分，对于介于两等级之间的可赋中间值。

若您有修改意见，请先在"修改为"一栏处填写修改意见，然后再作选择。

表 1　　自我管理测评量表各维度专家咨询表

维度	重要性评分	可操作性评分	灵敏性评分
症状管理			
疾病知识管理			
不良嗜好管理			
依从性管理			
日常生活管理			
情绪管理			
自我管理效能			
专家意见：			

表 2　　症状管理维度专家咨询表

条目	重要性	可操作性	灵敏性
1. 无气促时，自行进行呼吸训练			
2. 有气促时，按照医嘱服用激素，吸入支气管舒张剂(如沙丁胺醇、特布他林等)等			
3. 气促较明显时，进行氧疗			
4. 突然出现剧烈的咳嗽、咳痰、体温升高、胸痛，胸闷、呼吸困难、明显气促等，及时就医			
5. 咳嗽咳痰时，使用有效的方法清除呼吸道痰液(如有效的咳嗽法，胸部叩击法等)			
6. 身体无水肿、痰较多、较稠时多喝水			
7. 积极治疗并发症，预防和控制并发症			
专家意见：			

表 3　　疾病知识管理维度专家咨询表

条目	重要性	可操作性	灵敏性
1. 关注药物的副作用、效果、剂量			
2. 通过各种途径获得尘肺病相关知识			
3. 与其他尘肺患者交流疾病相关知识			

专家意见：

表 4　　不良嗜好管理维度专家咨询表

条目	重要性	可操作性	灵敏性
1. 严格执行戒烟的规定			
2. 严格执行限酒的规定			
3. 饮食时严格执行限盐的规定			

专家意见：

表 5　　依从性管理维度专家咨询表

条目	重要性	可操作性	灵敏性
1. 自觉遵医嘱按时按量服药			
2. 按照规定定期复查			
3. 避免粉尘、烟雾和其他有害气体的吸入			
4. 避免过度劳累			
5. 流感期间，避免去公共场所			
6. 避免吃过冷、硬、油腻及辛辣刺激性食品			
7. 制定治疗疾病的生活锻炼等计划和目标			
8. 就诊前总结病情准备需问的问题			
9. 保存疾病相关资料（如就诊病例检查结果）			

专家意见：

表 6　　　　日常生活管理维度专家咨询表

条目	重要性	可操作性	灵敏性
1. 饮食中增加新鲜蔬菜水果的摄入			
2. 增加维生素 A 的摄入(如动物肝、肾、蛋黄)			
3. 合理搭配饮食营养			
4. 增加奶制品、瘦肉、豆制品和其他优质蛋白质的摄入			
5. 根据身体状况、调节运动			
6. 进行全身康复锻炼(如散步、蹋车、太极拳等)			
7. 根据天气变化,及时增减衣服,预防感冒			
8. 天冷时使用保暖设施提高温度			
9. 进行防寒训练(如夏天秋天开始用冷水洗面、洗鼻)			
10. 经常开窗通风,避免对着风吹			
11. 培养良好睡眠习惯			

专家意见:

表 7　　　　情绪管理维度专家咨询表

条目	重要性	可操作性	灵敏性
1. 心情不好时,将注意力转移到其他想做的事情上			
2. 有烦恼的事情向亲属或朋友倾诉,寻求帮助			
3. 保持良好的情绪和乐观的精神状态			
4. 从事自己喜欢的休闲娱乐(跳舞、打太极、听音乐、散步等)			
5. 控制自己不向别人发脾气			

专家意见:

表 8　　　　自我管理效能维度专家咨询表

条目	重要性	可操作性	灵敏性
1. 当疾病加重时,您有多大信心可以找到解决的办法			
2. 您有多大信心,可以获得疾病相关知识			
3. 您有多大信心,可以按照医生要求去做			
4. 您有多大信心,疾病带来的不适不影响您想做的事情			
5. 您有多大信心,进行有效的相关锻炼			
6. 您有多大信心,可以合理安排饮食			
7. 您有多大信心,可以杜绝不良嗜好			
8. 您有多大信心,在日常生活中照顾好自己预防并发症			
9. 您有多大信心,疾病带来的情绪压力不影响您的日常活动			
10. 您有多大信心,您可以做不同事情和活动调节情绪			
11. 您有多大信心,可以乐观地看待尘肺病			

专家意见：

附录二　尘肺病患者自我管理调查问卷

一、患者的一般情况

1. 您的姓名：________

2. 性别：(1)男；(2)女

3. 民族：(1)汉族；(2)其他民族

4. 年龄：________

5. 您的户口是城市还是农村的？(1)城市；(2)农村

6. 您目前的从业状态：(1)退休；(2)病休；(3)在职

7. 文化程度：(1)小学及以下；(2)初中；(3)高中；(4)大专及以上

8. 您得的是那种尘肺病：(1)煤工尘肺；(2)硅肺

9. 初次确诊日期：________年________月________日

10. 当时尘肺病期别：(1)一期尘肺；(2)二期尘肺；(3)三期尘肺

11. 当时在单位的工种是什么？(1)煤矿混合工；(2)掘进工；(3)采煤工；(4)选煤工；(5)开拓；(6)其他

12. 您接尘的工龄：________年

13. 这些年是否晋期：(1)是；(2)否

若是，什么时候晋的期________年________月________日

晋期后尘肺的期别：(1)一期尘肺；(2)二期尘肺；(3)三期尘肺

14. 呼吸困难：(1)一级；(2)二级；(3)三级；(4)四级

15. 您目前的症状：(1)气短；(2)胸痛；(3)胸闷；(4)咳嗽、咳痰；(5)心悸；(6)失眠；(7)消化功能减退；(8)咯血；(9)其他

16. 您目前的并发症：(1)有；(2)无

(1)肺心病;(2)支气管炎;(3)支气管性哮喘;(4)肺气(5)高血压;(6)高血脂;(7)糖尿病;(8)心律失常;(9)风湿;(10)其他

17. 您的活动能力:(1)重体力活动受限;(2)中体力活动受限;(3)轻体力活动受限

18. 您的医疗费用支付形式:(1)全部报销;(2)部分报销;(3)全部自费

19. 您每月的总收入:________元

20. 经济负担:(1)无;(2)轻;(3)中;(4)重

21. 您的居住方式:(1)独居;(2)与老伴居住在一块;(3)与子女一起;(4)全家人一起

22. 生活自理程度:(1)完全能;(2)基本能;(3)基本不能;(4)完全不能

23. 家庭成员对您的支持程度:(1)无;(2)极少;(3)一般;(4)全力

24. 您与家庭成员之间的关系:(1)好;(2)一般;(3)差

25. 您感觉受重视的程度:(1)不受重视;(2)一般;(3)比较受重视;(4)非常受重视

附录三　尘肺病患者的访谈提纲

1. 您能简短地描述一下您的尘肺病是什么时候被诊断的吗?
2. 医生是如何向您解析您的疾病的,有什么样的症状?
3. 当症状发生时,您是如何照顾您自己的?
4. 尘肺病对您的运动和日常活动有什么影响?
5. 尘肺病是如何影响您的生理状态和情绪的?
6. 尘肺病对您和您的家人及朋友的关系有什么影响?
7. 您的家人或朋友是如何帮您处理您的日常生活问题?
8. 在日常生活中,您采用哪些方法来保证您的健康?
9. 您有信心采取措施来维护您的健康吗?
10. 在日常生活中,当您在处理疾病时,还有其他的一些经验吗?

附录四　尘肺病患者自我管理水平测评量表初稿

这份问卷主要用来帮助我们了解您对自己管理自己的信心及如何管理自己，以便更有效地指导我们的工作，让更多的尘肺病友从中获益。本次调查资料完全保密，数据仅作为了解尘肺病患者生活情况并改进我们工作的依据，不涉及任何医疗问题，请您如实填写。

自我管理量表条目	没有	很少	有时	经常	总是
1. 无气促时自行进行呼吸训练	1	2	3	4	5
2. 有气促时按照医嘱服用激素、吸入支气管舒张剂等药物	1	2	3	4	5
3. 气促较明显时进行氧疗	1	2	3	4	5
4. 突然出现剧烈的咳嗽、咳痰、体温升高、胸痛、胸闷、呼吸困难、明显气促等，及时就医	1	2	3	4	5
5. 咳嗽咳痰时使用有效的方法清除呼吸道痰液	1	2	3	4	5
6. 身体无水肿，痰较多、较稠时多喝水	1	2	3	4	5
7. 关注药物的不良反应、效果、剂量	1	2	3	4	5
8. 通过各种方式学习尘肺病相关知识	1	2	3	4	5
9. 与其他尘肺病患者交流疾病相关知识	1	2	3	4	5
10. 严格执行戒烟的规定	1	2	3	4	5
11. 严格执行限酒的规定	1	2	3	4	5
12. 饮食时严格执行限盐的规定	1	2	3	4	5
13. 自觉遵医嘱按时按量服药	1	2	3	4	5

续表

自我管理量表条目	没有	很少	有时	经常	总是
14. 按照规定定期复查	1	2	3	4	5
15. 避免粉尘、烟雾和其他有害气体的吸入	1	2	3	4	5
16. 避免过度劳累	1	2	3	4	5
17. 流感期间，避免去公共场所	1	2	3	4	5
18. 避免吃过冷、硬、油腻及辛辣刺激性食品	1	2	3	4	5
19. 饮食中增加新鲜蔬菜水果的摄入	1	2	3	4	5
20. 增加维生素 A 的摄入(如动物肝、肾、蛋黄)	1	2	3	4	5
21. 增加奶制品、瘦肉、豆制品和其他优质蛋白质的摄入	1	2	3	4	5
22. 根据身体状况调节运动	1	2	3	4	5
23. 进行全身康复锻炼(如散步、骑自行车、打太极拳等)	1	2	3	4	5
24. 根据天气变化及时增减衣服，预防感冒	1	2	3	4	5
25. 天冷时使用保暖设施提高温度	1	2	3	4	5
26. 经常开窗通风，避免对着风吹	1	2	3	4	5
27. 进行防寒训练(如夏天秋天开始用冷水洗面、洗鼻)	1	2	3	4	5
28. 培养良好的睡眠习惯	1	2	3	4	5
29. 心情不好时，将注意力转移到其他想做的事情上	1	2	3	4	5
30. 有烦恼的事情向亲属或朋友倾诉，寻求帮助	1	2	3	4	5
31. 保持良好的情绪和乐观的精神状态	1	2	3	4	5
32. 从事自己喜欢的休闲娱乐	1	2	3	4	5
33. 控制自己不向别人发脾气	1	2	3	4	5
34. 当疾病加重时您有多大信心可以找到解决的办法	1	2	3	4	5
35. 您有多大信心可以获得疾病相关知识	1	2	3	4	5
36. 您有多大信心可以按照医生的要求去做	1	2	3	4	5
37. 您有多大信心认为疾病带来的不适不影响您想做的事情	1	2	3	4	5
38. 您有多大信心进行有效的相关锻炼	1	2	3	4	5
39. 您有多大信心可以合理安排饮食	1	2	3	4	5
40. 您有多大信心可以杜绝不良嗜好	1	2	3	4	5
41. 您有多大信心在日常生活中照顾好自己预防并发症	1	2	3	4	5
42. 您有多大信心认为疾病带来的情绪压力不影响您的日常活动	1	2	3	4	5
43. 您有多大信心认为您可以做不同的事情和活动来调节情绪	1	2	3	4	5
44. 您有多大信心认为您可以乐观地看待尘肺病	1	2	3	4	5

附录五　尘肺病患者自我管理水平测评正式调查表

这份问卷主要用来帮助我们了解您对自己管理自己的信心及如何管理自己，以便更有效地指导我们的工作，让更多的尘肺病友从中获益。本次调查资料完全保密，数据仅作为了解尘肺病友生活情况并改进我们工作的依据，不涉及任何医疗问题，请您如实填写。

自我管理量表条目	没有	很少	有时	经常	总是
1. 无气促时自行进行呼吸训练	1	2	3	4	5
2. 有气促时按照医嘱服用激素、吸入支气管舒张剂等药物	1	2	3	4	5
3. 气促较明显时进行氧疗	1	2	3	4	5
4. 突然出现剧烈的咳嗽、咳痰、体温升高、胸痛、胸闷、呼吸困难、明显气促等，及时就医	1	2	3	4	5
5. 咳嗽咳痰时使用有效的方法清除呼吸道痰液	1	2	3	4	5
6. 身体无水肿，痰较多、较稠时多喝水	1	2	3	4	5
7. 关注药物的不良反应、效果、剂量	1	2	3	4	5
8. 通过各种方式学习尘肺病相关知识	1	2	3	4	5
9. 与其他尘肺病患者交流疾病相关知识	1	2	3	4	5
10. 严格执行戒烟的规定	1	2	3	4	5
11. 严格执行限酒的规定	1	2	3	4	5
12. 饮食时严格执行限盐的规定	1	2	3	4	5
13. 自觉遵医嘱按时按量服药	1	2	3	4	5

续表

自我管理量表条目	没有	很少	有时	经常	总是
14. 按照规定定期复查	1	2	3	4	5
15. 避免粉尘、烟雾和其他有害气体的吸入	1	2	3	4	5
16. 避免过度劳累	1	2	3	4	5
17. 流感期间，避免去公共场所	1	2	3	4	5
18. 避免吃过冷、硬、油腻及辛辣刺激性食品	1	2	3	4	5
19. 饮食中增加新鲜蔬菜水果的摄入	1	2	3	4	5
20. 增加维生素 A 的摄入(如动物肝、肾、蛋黄)	1	2	3	4	5
21. 增加奶制品、瘦肉、豆制品和其他优质蛋白质的摄入	1	2	3	4	5
22. 根据身体状况调节运动	1	2	3	4	5
23. 进行全身康复锻炼(如散步、骑自行车、打太极拳等)	1	2	3	4	5
24. 根据天气变化及时增减衣服，预防感冒	1	2	3	4	5
25. 天冷时使用保暖设施提高温度	1	2	3	4	5
26. 经常开窗通风，避免对着风吹	1	2	3	4	5
27. 培养良好的睡眠习惯	1	2	3	4	5
28. 心情不好时，将注意力转移到其他想做的事情上	1	2	3	4	5
29. 有烦恼的事情向亲属或朋友倾诉，寻求帮助	1	2	3	4	5
30. 保持良好的情绪和乐观的精神状态	1	2	3	4	5
31. 从事自己喜欢的休闲娱乐	1	2	3	4	5
32. 控制自己不向别人发脾气	1	2	3	4	5
33. 当疾病加重时您有多大信心可以找到解决的办法	1	2	3	4	5
34. 您有多大信心可以按照医生的要求去做	1	2	3	4	5
35. 您有多大信心认为疾病带来的不适不影响您想做的事情	1	2	3	4	5
36. 您有多大信心进行有效的相关锻炼	1	2	3	4	5
37. 您有多大信心可以合理安排饮食	1	2	3	4	5
38. 您有多大信心可以杜绝不良嗜好	1	2	3	4	5
39. 您有多大信心在日常生活中照顾好自己预防并发症	1	2	3	4	5
40. 您有多大信心认为疾病带来的情绪压力不影响您的日常活动	1	2	3	4	5
41. 您有多大信心认为您可以做不同的事情和活动调节情绪	1	2	3	4	5
42. 您有多大信心认为您可以乐观地看待尘肺病	1	2	3	4	5

附录六　尘肺病患者抑郁状态自评量表

编号________

根据您最近一星期的实际情况在适当选项处打"√"

条目	偶尔	有时	经常	持续
1. 我感到情绪沮丧、郁闷				
2. 我感到早晨心情最好				
3. 我要哭或想哭				
4. 我夜间睡眠不好				
5. 我吃饭像平时一样多				
6. 我的性功能正常				
7. 我感到体重减轻				
8. 我为便秘烦恼				
9. 我的心跳比平时快				
10. 我无故感到疲劳				
11. 我的头像往常一样清楚				
12. 我做事情像平时一样不感到困难				
13. 我坐卧不安，难以保持平静				
14. 我对未来感到有希望				
15. 我比平时更容易发怒				
16. 我觉得决定什么事很容易				
17. 我感到自己是有用的和不可或缺的人				
18. 我的生活很有意义				
19. 假若我死了，别人会过得更好				
20. 我仍旧喜欢自己平时喜爱的东西				

附录七　尘肺病患者社会支持评定量表

编号________

下面的问题用于了解您在社会中所获得的支持，请按各个问题的具体要求，根据您的实际情况填写，谢谢您的合作。

1. 您有多少关系密切，可以得到支持和帮助的朋友？（只选一项）

(1)一个也没有　　(2)1～2 个

(3)3～5 个　　(4)6 个或 6 个以上

2. 近一年来您：（只选一项）

(1)远离家人，且独居一室

(2)住处经常变动，多数时间和陌生人住在一起

(3)和同事或朋友住在一起

(4)和家人住在一起

3. 您与邻居：（只选一项）

(1)相互之间从不关心，只是点头之交　(2)遇到困难可能稍微关心

(3)有些邻居都很关心您　　(4)大多数邻居都很关心您

4. 您与朋友或同事：（只选一项）

(1)相互之间从不关心，只是点头之交　(2)遇到困难可能稍微关心

(3)有些朋友或同事关心您　　(4)大多数朋友或同事都很关心您

5. 从家庭成员得到的支持和照顾（在合适的框内打"√"）

家庭成员	无	极少	一般	全力支持
A 夫妻（恋人）				
B 父母				
C 儿女				
D 兄弟姐妹				
E 其他成员				

6. 过去，在您遇到急难情况时，曾得到的经济支持和解决实际问题的帮助

的来源有：

(1)无任何来源

(2)下列来源：(可选多项)

A. 配偶　　B. 其他家人　　C. 朋友　　D. 亲戚

E. 同事　　F. 工作单位　　G. 党、工会等官方或半官方组织

H. 宗教、社会团体等非官方组织

其他(请列出)____________

7. 过去，在您遇到急难情况时，曾经得到的安慰和关心的来源有：

(1)无任何来源

(2)下列来源：(可选多项)

A. 配偶　　B. 其他家人　　C. 朋友　　D. 亲戚

E. 同事　　F. 工作单位　　G. 党、工会等官方或半官方组织

H. 宗教、社会团体等非官方组织

其他(请列出)____________

8. 您遇到烦恼时的倾诉方式：(只选一项)

(1)从不向任何人诉述

(2)只向关系极为密切的 1～2 人诉述

(3)如果朋友主动询问您会说出来

(4)主动诉述自己的烦恼，以获得支持和理解

9. 您遇到烦恼时的求助方式：(只选一项)

(1)只靠自己，不接受别人帮助

(2)很少请求别人帮助

(3)有时请求别人帮助

(4)有困难时经常向家人、亲友、组织求援

10. 对于团体(党组织、宗教组织、工会等)组织活动，您会：(只选一项)

(1)从不参加　　(2)偶尔参加

(3)经常参加　　(4)主动参加并积极活动

附录八　尘肺病患者生存质量评分表

编号________

这份问卷是用来帮助我们更进一步了解你的呼吸问题是如何正在困扰你的，以及它是如何影响你的生活的。我们通过它发现疾病在哪一方面对你的影响最大，但这不是医生或护士所认为的那些问题。请仔细阅读下列指导性语句，若有不明白之处请提问。不要花费太长的时间来决定你的答案。(过去三个月内的情况)

一、日常生活能力(13 项)

1. 穿衣、洗脸、刷牙、梳头、剃须等：

(1)无气急，能独立完成　(2)稍气急，尚能独立完成

(3)较气急，需别人帮助完成　(4)明显气急，完全依靠别人帮助完成

2. 排便：

(1)无气急，能独自上厕　(2)稍气急，尚能独立完成

(3)较气急，需别人扶持完成　(4)明显气急，需用便盆

3. 食欲：

(1)食欲好，吃饭香　(2)食欲尚可　(3)食欲较差　(4)不想饮食

4. 洗澡：

(1)能独自洗澡　(2)独自洗澡感气急

(3)因气急，在家洗澡需别人帮助完成　(4)因气急，完全需别人帮助完成

5. 理发：

(1)能独自外出理发　(2)因气急，需别人扶持外出理发

(3)因气急，只能在家理发　(4)因气急，只能在床上理发

6. 室外散步：

(1)无气急，能独自步行两站路程以上

(2)稍气急，能独自步行 1～2 站路程

(3)较气急，能独自步行 1 站以下路程

(4)明显气急,不能外出散步

7. 乘公共汽车:

(1)无气急,能独自乘车　　(2)稍气急,尚能独自乘车

(3)较气急,需别人扶持乘车　　(4)明显气急,不能乘车

8. 提拎物品:

(1)无气急,能拎 10 kg 以上物品行走

(2)稍气急,能拎 5～10 kg 物品行走

(3)较气急,能拎 2～5 kg 物品行走

(4)明显气急,几乎不能拎物品行走

9. 烧饭菜、整理房间、洗衣、扫地、抹桌、洗碗等:

(1)无气急　(2)稍气急　(3)较气急,较少做　(4)明显气急,不能参与

10. 服药:

(1)能自觉遵医嘱服药　　(2)偶需别人提醒服药;

(3)经常需别人提醒服药　　(4)经别人提醒后仍经常漏服或拒绝服药

11. 上楼:

(1)不停顿上 3 楼以上　　(2)不停顿能上 2～3 楼

(3)上 2 楼需停顿　　(4)明显气急,不能独自上楼

12. 睡眠:

(1)睡眠好　　(2)因咳嗽气急,睡眠较差

(3)因咳嗽气急,睡眠很差　(4)因咳嗽气急显著,整夜不能入睡或者不能平卧

13. 娱乐(看书报、看电视、听广播、下棋、打牌等):

(1)经常(每天 1 小时以上,每周 4 天以上)

(2)有时(每天 0.5 小时,每周 3 天以上)

(3)很少(每天 10～20 分钟,每周 2～3 天)

(4)没有

二、社会活动情况(7 项)

1. 乐于帮助别人:

(1)经常(每月 4 次以上)　　(2)多次(每月 2～3 次)

(3)很少(每月 1 次)　　(4)没有

2. 与邻居、同事、亲友等交往:

(1)经常(每月 4 次以上)　　(2)多次(每月 2～3 次)

(3)很少(每月 1 次)　　(4)没有

3. 友情:

(1)喜交朋友,并保持密切联系　　(2)有朋友,保持一般联系

(3)很少与朋友联系　　　　　　　(4)没有朋友联系

4. 社会活动(里弄活动、公益活动、社会兼职等)

(1)凡有活动均参加　　(2)经常参加　(3)偶尔参加　(4)不参加

5. 父母职能履行:

(1)非常关心家庭、子女和下一代　(2)尚关心

(3)不太关心　　　　　　　　　(4)毫不关心

6. 夫妻关系:

(1)夫妻间相互关心支持　　　　(2)尚能互相支持交流

(3)互相支持交流不多　　　　　(4)互不理睬,感情濒于破裂

7. 对新闻时事的兴趣和关心:

(1)非常关心,并经常议论　　(2)关心　　(3)稍关心　　(4)不关心

三、抑郁心理症状(8项)

1. 因病而闷闷不乐:

(1)没有　　　　　　　　　　　(2)很少(每周1次)

(3)较多(每周2～3次)　　　　　(4)常有(每周4次以上)

2. 做事思想不集中:

(1)经常(每月4次以上)　　　　(2)多次(每月2～3次)

(3)很少(每月1次)　　　　　　(4)没有

3. 对原来感兴趣的事情现在不感兴趣:

(1)经常(每月4次以上)　　　　(2)多次(每月2～3次)

(3)很少(每月1次)　　　　　　(4)没有

4. 责备自己:

(1)经常(每月4次以上)　　　　(2)多次(每月2～3次)

(3)很少(每月1次)　　　　　　(4)没有

5. 感到自己没有价值:

(1)经常(每月4次以上)　　　　(2)多次(每月2～3次)

(3)很少(每月1次)　　　　　　(4)没有

6. 感到生活快乐满意:

(1)非常满意　　(2)满意　　(3)尚满意　　　(4)不满意

7. 对治疗疾病的信心:

(1)充满信心　　(2)有信心　(3)信心不足　　(4)毫无信心

8. 感到孤独:

(1)没有　　　　(2)很少　　(3)较多　　　　(4)常有

四、焦虑心理症状(7项)

1. 感到容易疲劳：
(1)没有　(2)很少　(3)较多　(4)常有
2. 感到一阵阵心慌：
(1)没有　(2)很少　(3)较多　(4)常有
3. 脸一阵阵发红发热：
(1)没有　(2)很少　(3)较多　(4)常有
4. 感到手脚一阵阵发麻或发抖：
(1)没有　(2)很少　(3)较多　(4)常有
5. 无缘无故发脾气：
(1)没有　(2)很少　(3)较多　(4)常有
6. 感到害怕：
(1)没有　(2)很少　(3)较多　(4)常有
7. 做噩梦：
(1)没有　(2)很少　(3)较多　(4)常有

中华人民共和国尘肺病防治条例

目　录

第一章　总　则

第一条　为保护职工健康，消除粉尘危害，防止发生尘肺病，促进生产发展，制定本条例。

第二条　本条例适用于所有有粉尘作业的企业、事业单位。

第三条　尘肺病系指在生产活动中吸入粉尘而发生的肺组织纤维化为主的疾病。

第四条　地方各级人民政府要加强对尘肺病防治工作的领导。在制定本地区国民经济和社会发展计划时，要统筹安排尘肺病防治工作。

第五条　企业、事业单位的主管部门应当根据国家卫生等有关标准，结合实际情况，制定所属企业的尘肺病防治规划，并督促其施行。

乡镇企业主管部门，必须指定专人负责乡镇企业尘肺病的防治工作，建立监督检查制度，并指导乡镇企业对尘肺病的防治工作。

第六条　企业、事业单位的负责人，对本单位的尘肺病防治工作负有直接责任，应采取有效措施使本单位的粉尘作业场所达到国家卫生标准。

第二章　防尘

第七条　凡有粉尘作业的企业、事业单位应采取综合防尘措施和无尘或低尘的新技术、新工艺、新设备，使作业场所的粉尘浓度不超过国家卫生标准。

第八条　尘肺病诊断标准由卫生行政部门制定，粉尘浓度卫生标准由卫生行政部门会同劳动等有关部门联合制定。

第九条　防尘设施的鉴定和定型制度，由劳动部门会同卫生行政部门制定。任何企业、事业单位除特殊情况外，未经上级主管部门批准，不得停止运行或者拆除防尘设施。

第十条　防尘经费应当纳入基本建设和技术改造经费计划，专款专用，不得挪用。

第十一条　严禁任何企业、事业单位将粉尘作业转嫁、外包或以联营的形式给没有防尘设施的乡镇、街道企业或个体工商户。

中、小学校各类校办的实习工厂或车间，禁止从事有粉尘的作业。

第十二条　职工使用的防止粉尘危害的防护用品，必须符合国家的有关标准。企业、事业单位应当建立严格的管理制度，并教育职工按规定和要求使用。

对初次从事粉尘作业的职工，由其所在单位进行防尘知识教育和考核，考试合格后方可从事粉尘作业。

不满十八周岁的未成年人，禁止从事粉尘作业。

第十三条　新建、改建、扩建、续建有粉尘作业的工程项目，防尘设施必须与主体工程同时设计、同时施工、同时投产。设计任务书，必须经当地卫生行政部门、劳动部门和工会组织审查同意后，方可施工。竣工验收，应由当地卫生行政部门、劳动部门和工会组织参加，凡不符合要求的，不得投产。

第十四条　作业场所的粉尘浓度超过国家卫生标准，又未积极治理，严重影响职工安全健康时，职工有权拒绝操作。

第三章　监督和监测

第十五条　卫生行政部门、劳动部门和工会组织分工协作，互相配合，对企业、事业单位的尘肺病防治工作进行监督。

第十六条　卫生行政部门负责卫生标准的监测；劳动部门负责劳动卫生工程技术标准的监测。

工会组织负责组织职工群众对本单位的尘肺病防治工作进行监督，并教育职工遵守操作规程与防尘制度。

第十七条 凡有粉尘作业的企业、事业单位，必须定期测定作业场所的粉尘浓度。测尘结果必须向主管部门和当地卫生行政部门、劳动部门和工会组织报告，并定期向职工公布。

从事粉尘作业的单位必须建立测尘资料档案。

第十八条 卫生行政部门和劳动部门，要对从事粉尘作业的企业、事业单位的测尘机构加强业务指导，并对测尘人员加强业务指导和技术培训。

第四章 健康管理

第十九条 各企业、事业单位对新从事粉尘作业的职工，必须进行健康检查。对在职和离职的从事粉尘作业的职工，必须定期进行健康检查。检查的内容、期限和尘肺病诊断标准，按卫生行政部门有关职业病管理的规定执行。

第二十条 各企业、事业单位必须贯彻执行职业病报告制度，按期向当地卫生行政部门、劳动部门、工会组织和本单位的主管部门报告职工尘肺病发生和死亡情况。

第二十一条 各企业、事业单位对已确诊为尘肺病的职工，必须调离粉尘作业岗位，并给予治疗或疗养。尘肺病患者的社会保险待遇，按国家有关规定办理。

第五章 奖励和处罚

第二十二条 对在尘肺病防治工作中做出显著成绩的单位和个人，由其上级主管部门给予奖励。

第二十三条 凡违反本条例规定，有下列行为之一的，卫生行政部门和劳动部门，可视其情节轻重，给予警告、限期治理、罚款和停业整顿的处罚。但停业整顿的处罚，需经当地人民政府同意。

(一)作业场所粉尘浓度超过国家卫生标准，逾期不采取措施的；

(二)任意拆除防尘设施，致使粉尘危害严重的；

(三)挪用防尘措施经费的；

(四)工程设计和竣工验收未经卫生行政部门、劳动部门和工会组织审查同意，擅自施工、投产的；

(五)将粉尘作业转嫁、外包或以联营的形式给没有防尘设施的乡镇、街道企业或个体工商户的；

(六)不执行健康检查制度和测尘制度的；

(七)强令尘肺病患者继续从事粉尘作业的；

（八）假报测尘结果或尘肺病诊断结果的；

（九）安排未成年人从事粉尘作业的。

第二十四条　当事人对处罚不服的，可在接到处罚通知之日起十五日内，向作出处理的部门的上级机关申请复议。但是，对停业整顿的决定应当立即执行。上级机关应当在接到申请之日起三十日内作出答复。对答复不服的，可以在接到答复之日起十五日内，向人民法院起诉。

第二十五条　企业、事业单位负责人和监督、监测人员玩忽职守，致使公共财产、国家和人民利益遭受损失，情节轻微的，由其主管部门给予行政处分；造成重大损失，构成犯罪的，由司法机关依法追究直接责任人员的刑事责任。

第六章　附　则

第二十六条　本条例由国务院卫生行政部门和劳动部门联合进行解释。

第二十七条　各省、自治区、直辖市人民政府应当结合当地实际情况，制定本条例的实施办法。

第二十八条　本条例自发布之日起施行。

主要参考文献

一、英文文献

[1] Bandura A. Self-efficacy theory: towards a unifying theory of behavior change [J]. Psychol Rev, 1977, 84:191-215.

[2] Bandura A. Social cognitive theory: an agentive perspective. Annu Rev Psychol [J], 2001, 52:1-26.

[3] Bandura A. Social foundations of thought and action: a social cognitive theory [J]. Englewood Cliffs, NJ: Prentice-Hall, 1986, 617.

[4] Barbara Starfield. Health services research: a working model [J]. The New England Journal of Medicine. 1973,7(19):132-135.

[5] Bartholomew LK, Sockrider MM, Abramson SL, et al. Partners in school asthma management: evaluation of a self-management program for children with asthma [J]. Journal of School Health, 2006, 76(6):283-290.

[6] Baumeister RF, Heatherton TF, Tice DM. Losing Control-How and Why people fail at self-regulation [J]. Academic Press, 1994, 1(61):67-80.

[7] Bilsker D, Goldner EM, Jones W. Health service patterns indicate potential benefit of supported self-management for depression in primary care [J]. Canadian Journal of Psychiatry, 2007, 52(2):86-95.

[8] Bourbeau J, Nault D, Dang Tan T. Self-management and behavior modification in COPD [J]. Patient Educ Couns, 2004,52(3):271-277.

[9] Brandon JE, Oescher J, Loftin JM. The self-control questionnaire: an assessment [J]. Health Values: Health Behavior, Education&Promotion, 1990, 14(3):3-9.

[10] Castaneda M, Kolenko TA, Aldag RJ. Self-management perceptions and practices: a structural equations analysis [J]. Journal of Organiza-

tional Behavior, 1999, 20(1):101-120.

[11] Castaneda M, Kolenko TA, Aldag RJ. Self-management perceptions and practices: a structural equations analysis [J]. Journal of Organizational Behavior, 1999,20(1):101-120.

[12] Chan CC, Siu AM, Poon PK, et al. Chronic disease self-management program for Chinese patients: a preliminary mufti-baseline study [J]. Int J Rehabil Res, 2005, 28(4):351-354.

[13] Chan SC, Chan CC, Siu AM, et al. Stage of change in self-management of chronic diseases: psychometric properties of the chinese version of the university of rhode Island change assessment(C-URICA), scale [J]. Rehabilitation Psychology, 2007, 52(1):103-112.

[14] Chapman DP, Perry GS, Strine TW. Vital link between chronic disease an depressive disorders [J]. Prev Chronic Dis, 2005, 2(1): 14.

[15] Cunningham AJ, Lockwood GA, Cunningham JA. A relationship betweenperceived self-efficacy and quality of life in cancer patients [J]. Patient Education and Counseling, 1991, 17(1): 71-78.

[16] Deci EL. On the nature and functions of motivation theories. Psychol Sci, 1992, 3(2):167-171.

[17] Farrell K, Wicks MN, Martin JC. Chronic disease self-management improved with enhanced self-efficacy [J]. Clin Nurs Res, 2004,1(4):289-308.

[18] Febbraro&Clum. The limits of bibliotherapy: a study of the differential effectiveness of self administered interventions in individuals with panic attacks [J]. Behavior Therapy, 1999,30(2):209-222.

[19] Fitzgerald JT, Davis WK, Connell CM, et al. Development and validation of the diabetes care profile [J]. Evaluation and the Health Professions, 1996, 19:209-231.

[20] Frayne CA, Geringer JM. Self-management training for improving job performance: a field experiment involving salespeople [J]. Journal of Applied Psychology, 2000, 85(3):361-372.

[21] Frayne CA. Reducing employee absenteeism through self-management training: a research-based analysis and guide [M]. New York, NY, England: Quorum Books, 1991.

[22] Gallant MP. The influence of social support on chronic illness management: a review and directions for research [J]. Health Educ Behav, 2003, 3(2):170.

[23] Gist ME, Stevens CK, Bavetta AG. Effects of self-efficacy and post-training intervention on the acquisition and maintenance of complex interpersonal skills [J]. Personnel Psychology, 1991, 44(4):837-861.

[24] Gregg JA, Callaghan GM, Hayes SC, et al. Improving diabetes self-management through acceptance, mindfulness, and values: a randomized controlled trial [J]. Journal of Consulting and Clinical Psychology, 2007, 75 (2):336-343.

[25] Jain AK, Sinha AK. Self-management and job performance: in-role behavior and organizational citizenship behavior [J]. Psychological Studies, 2006, 51(1):19-29.

[26] Joseph P. Martino. A review of selected recent advances in technological forecasting [J]. Technological Forecasting and Social Change, 2003 (70):719-733.

[27] Kane MT. The precision of measurements [J]. Applied Psychological Measurement, 1996,6:125-160.

[28] Kenneth AH, Thomas LC. Self-management of chronic disease: Hand-book of clinical interventions and research [M]. Orlando: Academic Press Inc, 1986.

[29] King Z. Career self-management: its nature, causes and consequences [J]. Journal of Vocational Behavior, 2004, 65(1): 112.

[30] Koerkel J. Behavioral self-management with problem drinkers: one-year follow-up of a controlled drinking group treatment approach [J]. Addiction Research&Theory, 2006, 14(1):35-49.

[31] Kroon FP, van der Burg LR, Buchbinder R, et al. Self-management education programs for osteoarthritis [J]. The Cochrane database of systematic reviews, 2014, 1(3): 89-92.

[32] Le H, Casillas A, Robbins SB, et al. Motivational and skills, social, and self-management predictors of college outcomes: constructing the student readiness inventory [J]. Educational& Psychological Measurement, 2005, 65(3):482-508.

[33] Liu C, Gong X, Xiao X, et al. Effects of tetrandrine combined with large volume whole lung lavage on the quality of life and oxidative stress of pneumoconiosis patients[J]. Zhonghua Lao Dong Wei Sheng Zhi Ye Bing Za Zhi. 2014, 32(3):219-220.

[34] Long JD, Gaynor P, Erwin A, et al. The relationship of self-man-

agement to academic motivation, study efficiency, academic satisfaction, and grade point average among prospective education majors [J]. Psychology: A Journal of Human Behavior,1994, 31(1):22-30.

[35] Lorig KR, Holman HR. Self-Management education: history, definition, outcomes, and mechanisms [J]. Annual of Behavioral Medicine, 2003, 26(1):1-7.

[36] Lorig K, Sobel D, Stewart A, et al. Evidence suggesting that a chronic disease self-management program can improve health status while reducing hospitalization: a randomized trial [J]. Medical Care, 1999, 37(1):5-14.

[37] Lorig K, Stewar A, Ritter P, et al. Outcome measures for health education and other health care interventions [J]. Thousand Oaks: SAGE Publications Inc, 1996: 41-44.

[38] Manz CC,Keating DE, Donnellon A. Preparing for an Organizational change to employee self-management: the managerial transition [J]. Organizational Dynamics, 1990, 19(2): 15-26.

[39] Michigan Diabetes Research and Training Center. Michigan, university of michigan health system [EB/OL]. http://www. med. umich. edu/ mdrtc/ profs/survey. html, 2007-10-03.

[40] Robinson-Whelen S, Hughes RB, Taylor HB, et al. Depression self-management program for rural women with physical disabilities [J]. Rehabilitation Psychology, 2007, 52(3):254-262.

[41] Rosenbaum M. A schedule for assessing self-control behaviors: preliminary findings [J]. Behavior Therapy, 1980, 11(1):109-121.

[42] Rude SS. Relative benefits of assertion or cognitive self-control treatment for depression as a function of proficiency in each domain [J]. Journal of Consulting and Clinical sychology, 1986, 54(3): 390-394.

[43] Schunk DH, Zimmerman BJ. Influencing children's self-efficacy and self-regulation of reading and writing through modeling. Reading & Writing Quarterly, 2007, 23 (1):725

[44] Schunk DH, Zimmerman BJ. Social origins of self-regulatory competence. Educational Psychologist, 1997, 32(4):195.

[45] Schuurmans H, Steverink N, Frieswijk N, et al. How to measure self-management abilities in older people by self-report. The development of the SMAS-30 [J]. Quality of Life Research, 2005,14(10): 2215-2228.

[46] Siu AM, Chan CC, Poon PK, et al. Evaluation of the chronic disease self-management program in a Chinese population [J]. Patient Educ Couns, 2007, 65(1) :42-50.

[47] Skinner CH, Smith ES. Issues surrounding the use of self-management interventions for increasing academic performance [J]. School Psychology Review, 1992, 21(2):202.

[48] Stanton JM, Sinar EF, Balzer WK. Issues and strategies for reducing the length of self-report scales [J]. Personnel Psychology, 2002, 55(1): 167-194.

[49] Suk-hyang L, Simpson RL, Shogren KA. Effects and implications of self-management for students with autism: a meta-analysis [J]. Focus on Autism & Other Developmental Disabilities, 2007, 22(1):2-13.

[50] Swerissen H, Belfrage J, Weeks A, et al. A randomized trial of a self-management program for people with a chronic illness from Vietnamese, Chinese, Italian and Greek backgrounds [J]. Patient Educ Couns, 2006, 64 (3):360-368.

[51] Teichner C. Internal consistency and discriminant validity of the Luria Nebraska Neuropsychololgical Battery-Ⅲ [J]. International Journal of Neuroscience, 1999, 98(1): 141-152.

[52] Thompson B, Daniel LG. Factor analytic evidence for the construct validity and Psychological of scores: an historical overview and some guidelines [J]. Educational Measurement, 1996,56:213-224.

[53] UMA G GUPTA, Robert E Clark. The theory and applications of Delphi Technique: a bibliography (1975-1994) [J]. Technological Forecasting and Social Change, 1996(53):185-211.

[54] Williams RL, Moore CA, Pettibone TJ, et al. Construction and validation of a brief self-report scale of self-management practices [J]. Journal of Research in Personality, 1992, 26(3): 216-234.

[55] Zimmerman BJ. Self-regulating academic learning and achievement: the emergence of a social cognitive perspective [J]. Educational Psychology Review, 1990, 2(2):173-201.

一、中文文献

[1]金泰廙. 职业卫生与职业医学[M]. 6 版. 北京:人民卫生出版社,2008.

[2]何琴. 我国职业安全规制问题研究[D]. 吉林大学硕士学位论文,2007.

[3]中华人民共和国卫生部. 卫生部通报 2010 年职业病防治工作情况[EB/OL]. http://www.moh.gov.cn/publicfiles/business/htmlfiles/mohwsjdj/s5854/201105/51676.htm,2011-04-18

[4]王磊. 中国职业安全规制改革研究[D]. 辽宁大学,2009.

[5]窦海川. 自我管理教育对维持性血液透析患者自我管理行为的影响[D]. 吉林大学硕士学位论文,2010.

[6]王奕. 自我管理教育对高血压患者的影响[J]. 医学理论与实践,2011,24(4):409-410.

[7]农丽宁. 糖尿病患者自我管理教育的研究进展[J]. 内科,2012,7(5):560-563.

[8]王益明,金瑜. 自我管理研究述评[J]. 心理科学,2002,25(4):453-464.

[9]傅东波,丁永明,傅华. 上海慢性病自我管理项目实施效果的评价[J]. 中国公共卫生,2003,19(2):223-225.

[10]朱建林. 上海市关节炎自我管理项目的实施与评估[D]. 复旦大学硕士学位论文,2006

[11]张利峰. 肾移植受者出院后的自我管理行为及其相关因素的研究.[D]. 中山大学,2007.

[12]贺小格. 大学生自我管理量表编制[D]. 湖南师范大学硕士学位论文,2004.

[13]陈永进,陈和平,魏昌武. 青少年自我管理问卷的初步编制[J]. 中国临床心理学杂志,2008,16(3):272-273.

[14]王益明. 自我管理心理品质的结构及测量研究[D]. 华东师范大学博士学位论文,2001.

[15]庄桂敏. 肾移植出院受者自我管理现状及影响因素的研究[D]. 福建医科大学硕士学位论文,2007.

[16]佘燕朝. 血透患者自我管理水平对其健康状况影响的研究[D]. 天津医科大学硕士学位论文,2007.

[17]罗世香. 护理干预对维持性血液透析患者自我管理行为影响的研究[D]. 中国医科大学硕士学位论文,2007.

[18]王爱平,冯茂玲. 血液透析患者自我管理行为问卷的开发[J]. 中国卫生统计,2005,22(6):368-372.

[19]张晓艳,楚平华,魏贵明. 癫痫患者自我效能与自我管理行为的相关性研究[J]. 2008,8(1):5.

[20] 刘鹏飞,王宜芝,孙玉梅. 腹膜透析患者自我管理行为与自我效能的相关性分析[J]. 中华护理杂志,2006,41(7):615.

[21]梁玉民.糖尿病患者自我管理能力调查分析[J].现代预防医学,2007,34(8):1556-1557.

[22]刘萍,张晓旭,陈谦.高血压患者自我管理状况调查分析[J].实用医院临床杂志,2008,5(2):90.

[23]张广平,闰书梅.大容量全肺灌洗术治疗尘肺病护理工作培训总结[J].中国疗养医学,2008,17(7):448.

[24]黄永清,刘隽,陈俊辉.中西药联合治疗尘肺患者的疗效观察[J].中国实用医药,2013,8(1):160-162.

[25]陈志远,张志浩,车审言.规范的大容量肺灌洗术治疗尘肺病[J].中华医学杂志,2005,85(40):54-56.

[26]戴伟荣.硅肺肺灌洗治疗对肺功能的影响分析[J].实用预防医学,2011,18(6):1099-1100.

[27]黄进,陈凤琼,张华东.煤工尘肺伴并发症患者生命质量的影响因素研究[J].中国工业医学杂志,2011,24(2):127-129.

[28]王翠玲,曹殿凤,李金华.综合肺康复护理对尘肺患者的影响[J].中国工业医学杂志,2010,23(5):394-399.

[29]闫秋丽,刘璐,章一华.尘肺患者康复护理[J].职业与健康,2010,26(16):1824-1825.

[30]李金华,李洪莹.尘肺并发肺心病患者的家庭护理[J].工业卫生与职业病,2004,30(4):244-245.

[31]黄坚芳.健康教育在尘肺住院患者中的应用与体会[J].职业与健康,2005,21(7):1001-1002.

[32]殷佩君,陈旦敏.尘肺患者的康复护理观察[J].上海预防医学杂志,2007,19(11):567.

[33]黄坚芳,林锦芬.住院尘肺患者的心理分析与护理对策[J].医学文选,2006,2s(3):482-483.

[34]李洪美.尘肺的护理研究[J].中国医学创新,2010,7(2):121-122.

[35]卢雪梅,叶绍色.无创正压通气康复治疗尘肺患者的观察及护理[J].职业与健康,2011,27(2):238-240.

[36]曲波,郭海强,任继萍.结构方程模型及其应用[J].中国卫生统计,2005,6(22):405-407.

[37]侯杰泰.结构方程模型及其应用[M].北京:科学教育出版社,2005.

[38]蒋晓莲,薛咏红,汪国成.自我效能研究进展[J].护理研究 2004,15(5):763-765.

[39]张力为.信度的正用与误用[J].北京大学学报(哲学社会科学版),

2002,25(3):348-354.

[40]安胜利,陈平雁.量表的信度及其影响因素[J].中国临床心理学杂志,2001,9(4):315-318.

[41]侯杰泰,温忠麟,成子娟.结构方程模型及其应用[J].北京:科学教育出版社,2004.

[42]金瑜主编.心理测量[M].3版.上海:华东师范大学出版社,2003.

[43][瑞典]胡森(Husen T.),[德]特尔威斯特(Thwaite NP)主编,简明国际教育百科全书:教育测量与评价[M].译者:许建钺,北京:教育科学出版社,1992.

[44]龚耀先主编.心理评估[M].北京:高等教育出版社,2003.